民间中医脉诊绝技

胡洪发　编著

U0240758

北京科学技术出版社

图书在版编目（CIP）数据

民间中医脉诊绝技 / 胡洪发编著 . -- 北京 ： 北京
科学技术出版社， 2024. -- ISBN 978-7-5714-4144-9

Ⅰ．R241.2

中国国家版本馆 CIP 数据核字第 202458H63Y 号

策划编辑：刘　立
责任编辑：安致君
责任校对：贾　荣
责任印制：李　茗
封面设计：乐　言
出 版 人：曾庆宇
出版发行：北京科学技术出版社
社　　址：北京西直门南大街 16 号
邮政编码：100035
电　　话：0086-10-66135495（总编室）
　　　　　0086-10-66113227（发行部）
网　　址：www.bkydw.cn
印　　刷：北京顶佳世纪印刷有限公司
开　　本：710 mm × 1 000 mm　1/16
字　　数：156 千字
印　　张：11.75
版　　次：2024 年 10 月第 1 版
印　　次：2024 年 10 月第 1 次印刷
ISBN 978-7-5714-4144-9

定　　价：59.00 元

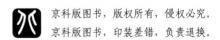

前　言

脉诊，为中医四诊之一，对疾病的早期预防、早期发现和早期治疗具有重要的临床指导意义。随着中医学的发展，脉诊经历了两千多年的征程。最早的脉学，包括寸口诊法在内的多种诊法理论，散见于两千余年前的《黄帝内经》中。在东汉时期成书的《难经》中，也详细记载了以遍诊法为宗旨的脉诊方法，文中首次提出了"独取寸口"的诊脉方法。公元 3 世纪，一本具有历史意义的书《脉经》问世，作者是魏晋时期的医学家王叔和，他在书中提出以寸、关、尺作为脉诊的主要部位。至此，古老的遍诊法发展为寸关尺三部脉法，为中医脉学发展史树立起第一块里程碑。

公元 1564 年，又一本脉学著作《濒湖脉学》脱颖而出，此书作者李时珍在继承《黄帝内经》《难经》和《脉经》中的脉学理论思想的基础上，根据自己的医学临床实践，对中医脉证进行了系统的分析和阐述。《濒湖脉学》对中医临证诊断学产生了巨大的影响，为后世中医脉学的传承与发展奠定了坚实的理论基础。

近年来，又有许多有关脉学理论的文章和著作相继涌现，使中医脉学在发展中不断得到完善，为人类的医学和健康事业做出了贡献。

本书是在前人的脉学理论基础上，结合笔者几十年来的临床实践经验，对如何学好脉学进行的分析和探讨。笔者通过本书向读者讲述了脉学的基础理论知识，对取脉方法、指感特征、脉象机理分析、二十七种脉象的常见病证，以及各种脉象在寸关尺部位反映出的病证，以脉证例举的方式做了详细的介绍，其中整体脉象和分部脉象是本书的重点内容。为了加深读者对各节内容的理解和记忆，笔者在节后以歌诀的形式对各节重点内容进行了小结。对与脉象相关病证的病因病机、证候治疗等，本书不做详细阐释。

附篇中例举的与66种西医病症对应的常见脉象，可供医生读者临床参考。

在编写本书的过程中，笔者参阅了王叔和的《脉经》、李时珍的《濒湖脉学》、天津著名中医学家赵恩俭主编的《中医脉诊学》，以及马居里、严惠芳主编的《濒湖脉学通解》等。在此，向历代中医学医家致敬！

另外，笔者还要向四十多年来一直关爱中医学、鼎力支持笔者献身中医学事业的夫人许慧芳女士表示敬意和感谢！

胡洪发

2024年7月于江苏南京

目　录

上篇　脉诊基础知识

脉诊，是中医临床诊断方法中的切诊内容之一，医者通过手指末节接触并轻、中、重按压病人某部位动脉位置，将病人脉动异常反应变化的情况进行综合分析，从而达到诊断疾病的目的。脉诊多以人体颈部的人迎脉、足部的跌阳脉、腕部的寸口脉等作为观察点，临证诊断时常以寸口诊断法为主。下面将以寸口诊断法作为重点内容进行讲述。

一、寸口脉动部位分布及与脏腑、三焦的对应关系

1. 寸口脉动部位分布及名称

寸口脉动部位分为寸、关、尺三部。以掌后桡骨茎突部位处定位为关部，关前为寸部，关后为尺部，左右两手皆同，共为六部（图1）。

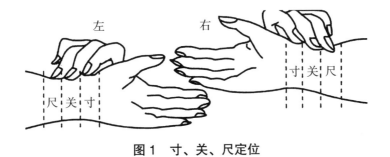

图1　寸、关、尺定位

2. 六部与脏腑的对应关系

（1）左手：寸部候心（心包）、关部候肝（胆）、尺部候肾阴（膀胱、

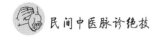

小肠）。

（2）右手：寸部候肺（胸中）、关部候脾（胃）、尺部候肾阳（命门、大肠）。

3. 六部与三焦的对应关系

两寸所候的脏腑或部位属于上焦范畴，两关所候的脏腑属于中焦范畴，两尺所候的脏腑属于下焦范畴。

二、诊脉方法

1. 指下定位

进行切脉诊断时，病人应取坐位或仰卧位，手臂与心脏保持相对水平，手臂放松平放，掌心向上，医者以中指寻按病人腕部高骨内侧的动脉位置以定关部，随后示指自然放在病人掌下腕部第二和第三横纹间的寸部，无名指按在关后的尺部上，三指自然放松略有间隙，无名指与中指间隙稍宽松一些，但也需要根据病人的身体高矮、臂之长短情况适当调整。小儿寸口脉短，三部不分，可采用"一指定三关"的方法进行诊脉。其实婴儿不适宜脉诊，临证可采用望指纹的诊断方法代之。

2. 诊脉方法

医者可采取浮、中、沉的指下按脉方法对病人脉位进行诊察，即指下轻按取脉为浮、不轻不重取脉为中、重按取脉为沉。这种方法也叫举、寻、按，举为轻取浮取，寻为不浮不轻、不沉不重的探寻，按为重取沉取。医者用这三种诊断方法对两手寸、关、尺三个部位逐一进行辨脉诊断，共为九次候脉，以观察疾病在体内的表里虚实的病理变化，这在脉诊术语上被称为"三部九候法"。

3. 病脉定位

（1）脉诊时，如何判断主病脉在寸部、关部还是在尺部呢？首先，将寸、关、尺各部位正常脉象排除；然后，将不正常的部位列出几个疑点，进行严格筛查；接着，将其他受主病脉影响的疑点部位排除，找出最可疑的疑点；最后，通过问诊的形式和病理分析进行精准判断，将主病证的脉象合理定位、定论。

如整体脉象为浮而有力。经过排查，两寸部位明显出现浮、紧脉象，所以病脉定位在两寸部位。病理分析，浮、紧脉象是风寒感冒的主要特征脉象，所以定论为风寒感冒。

又如整体脉象为沉紧有力。经过排查，右关、尺出现明显弦紧脉象，所以病脉定位在右关脾胃、右尺肾大肠部位。病理分析，沉、紧、弦脉为里寒瘀痛脉象，所以定论为寒邪内阻、腹痛。

（2）六种特殊脉象病发定位：迟脉、数脉、缓脉、促脉、结脉、代脉，这六种脉象脉动频率的原理基本相同，皆与心脏的气血输出及搏动频率有关。它们与其他二十一种脉象不同的是，其他二十一种脉象可单独出现在寸、关、尺某一部位中，而这六种特殊脉象不会单独出现在某一个脉位中。当脉搏出现上述六种特殊脉象的某一种脉象时，皆会在整体各部脉位中反映出来。对于上述六种特殊脉象的出处及原因，主要是根据寸、关、尺各部脉位反映出的异常脉象进行全面具体的分析与精准的判断。

例1 心阳不足，心痛病。整体脉象：沉迟无力或结代脉。分部脉象：左寸兼细弱脉象。

脉解：整体脉象，沉迟无力或结代脉，为里虚寒或心阳衰竭之象。分部脉象，左寸细弱为心脉反应异常虚弱之脉象。

分析判断：沉迟或结代为阳气寒凝积于心的脉象，左寸兼有细弱为气血虚弱血运无力的脉象，即会发生寒凝气滞的心痛病，由此判断此脉象是由心阳不足的心痛病所致。

例2 热扰心神证。整体脉象：滑数有力。分部脉象：左寸兼洪脉。

脉解：整体脉象滑数有力，为痰食实热的脉象特征；左寸脉洪是邪侵心经的热证脉象。

分析判断：主脉象滑数有力、左寸洪脉的现象是实热痰证的病证表现，痰食实热病证在心的部位出现，必然会出现上扰心神的心悸烦躁的症状，由此判断此脉象是由邪热炽盛的热扰心神证所致。

4. 整体脉象与分部脉象的临床意义

（1）整体脉象：即疾病在人体脏腑内部产生的某种病理现象，通过人体寸口诊法的寸、关、尺三个部位反映出来的病证主脉象。如双寸、双关、双尺三部六脉皆为或浮、或沉、或迟、或数、或滑、或涩、或虚、或实，或长、或短、或洪、或微、或动、或促、或结、或代等脉象，大致反映出疾病主证的内外、表里、寒热、虚实的性质，及反映出疾病的轻重、缓急或病情转机的病理过程。

（2）分部脉象：分部脉象是整体脉象的理论基础，也是对整体脉象的理论补充。通过观察寸、关、尺各部位的兼脉的脉象反应，会对疾病的发病原因及发病位置的判断更合理、准确，客观地证实病、症、证对人体寸口部位的作用和外在反应。

这里需要说明的是，当整体脉象在对病、症、证临床诊断中被确立后，分部脉象只是对疾病整体脉象反应做进一步准确的分析和补充，对疾病的病因及病理位置进行更加准确的辨证分析，而对整体脉象涉及的部分脉象内容，特别是有关脉的频率内容（如迟、数、缓、促、结、代等）一般来说不再重复描述，见例3、4。

例3 暑湿感冒。整体脉象：脉濡滑数。分部脉象：右关、尺兼有弱脉。在这里，以分部脉象右关、尺兼有弱脉做部位和脉象的补充，不再对脉濡滑数的整体脉象做以重复描述。实际上右关、尺弱的分部脉象已包括了脉濡滑数的整体脉象，可以把右关、尺兼有弱脉理解为右关、尺濡弱滑数。

例4 阳虚感冒。整体脉象：脉沉细缓。分部脉象：右尺兼细微脉象。同样，这里所说的右尺兼细微可以理解为右尺沉缓细微。沉细缓，是整体脉象的主体内容，而右尺细微，是对整体脉象所涉及的病、症、证、病因及病位进行更进一步的分析和补充。

在脉诊表述中，若出现分部脉象含有或重复整体脉象已述内容，并注有"显著"提示，是因为此部分内容对疾病的分析和判断确有很重要的参考价值，见例5。

例5 饮停胸胁，悬饮。整体脉象：沉弦兼滑。分部脉象：右寸弦滑显著。这里所说的右寸弦滑显著，可以理解为右寸弦滑在整体脉象中反映得比较明显，为脉诊判断提供了疾病所在的准确位置。

还有一种情况是，一种病证的脉象同时出现在左右两侧相同脉位或一侧不同的脉位中，这是因为一种病证的发生与两个部位所主的脏腑有共同的致病因素。但有时其中一个脉位的脉象反应比另一脉位的脉象反应更加明显或强烈，以致出现时而各异、时而相同而易于临证辨别的脉象，见例6、7。

例6 肾气虚弱，尿频。整体脉象：虚缓无力。分部脉象：两尺兼细微脉象。

例7 水湿浸渍，浮肿。整体脉象：沉缓无力。分部脉象：右关、尺兼有微脉。

三、正常脉象

正常脉象会因时、因人而异，一般春季多弦，夏季偏洪，秋季偏浮，冬季偏沉。男人阳气偏盛，脉来偏浮而有力；女人阴血偏盛，脉来偏沉而无力。劳力者脉来偏强，劳心者脉来偏弱。年轻人气血偏盛，脉来稍长而有力；老年人气血偏弱，脉来稍短而无力；儿童气血内盛，处于生长发育时期，故年龄越小脉率越快。

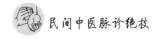

四、脉诊注意事项

1. 脉诊时间

历代医家都认为脉诊的最佳时间是清晨，其实也不是那么绝对的，只要避开饭后时间都是可以的，因为饭后会使人体经络特别是阳明胃经气血旺盛，人体气血的运行发生变化，极易掩盖疾病的真实情况，以致对疾病诊断错误。

2. 病人与医者脉诊前注意事项

首先，病人在脉诊前适当休息 10 分钟左右，心平气和、气血运行平稳是脉诊的最佳状态；其次，医者切脉时要精神集中，自调气息，与病人脉率相吻合，以便观察病人脉率和正常的气息差值，认真诊判，脉诊时间不应过短或过久。

3. 生理变异的特殊脉位

脉诊时，医者发现在正常脉位上的脉动消失，但在腕关节的背侧面发现了脉动，这一现象是由于病人生理变异造成的，这在脉学上称为反关脉。脉从尺部斜向虎口腕侧的叫斜飞脉。斜飞脉与反关脉类同，也是病人生理变异所致。以上两种情况不视为病脉。

五、小结

脉诊基础知识总结如下。

中医脉诊看似难，志医专研豁简单。

寸口动脉寸关尺，左右皆同六部观。

左寸候心心包经，关主肝胆脉在中。

右寸候肺胸中症，关中脾胃不得空①。

两尺属肾阴阳辨②，左膀小肠右肠门③。

脏腑定位寸关尺，上中下焦须弄清。

---

① 关中脾胃不得空 空，即虚弱。脾胃五行属土，土为万物之本。脏腑气血津精的生化来源于脾胃的功能活动。所谓"不得空"即说明右关脾胃的重要性。

② 两尺属肾阴阳辨 意为肾阴肾阳，有左尺为肾阴、右尺为肾阳之说。

③ 左膀小肠右肠门 意为左尺为肾和膀胱、小肠的脉位，右尺为肾、大肠、命门的脉位。

下篇 二十七种脉象

第一节 浮脉

浮脉，为外感病变的代表性脉象，是脉学中以浮、沉、迟、数为总纲的四大脉象之一。

一、取脉方法和指感特征

浮脉，指诊脉时轻手即得的脉象。所谓轻手即得，就是说医者用手指端部位在病人寸口脉位上轻轻接触后，就可以感觉脉部跳动的现象。当医者的手指慢慢地继续下按时，会发现脉搏比轻轻接触时更加清晰有力；再继续往下按时，会发现脉搏的力度不但没有增强，反而稍有减弱，但也并没有空空如也的感觉。这就是我要介绍的第一个脉象——浮脉。

二、脉象机理分析

浮脉的形成是一种抵御外邪的机体反应现象。当外邪侵袭人体时，首先要突破人体的第一道天然防线——护表的卫气，然后由表入里。当外邪侵入人体的卫分时，保护机体的卫气与外来的病邪进行抗争，此时运行在营血里的营气也会不断地化生和补充卫气来驰援，以驱除外邪，这样一个正邪在卫表相争的过程，就引起了浮脉的现象。

三、浮脉常见病证

浮脉，多见于外感表证，是指因外感之邪而引发的一系列病证。如实证的风寒感冒、风热感冒、暑湿感冒，及虚证的气虚感冒、血虚感冒等都可以见到浮脉。但因病因及症状的不同，其脉象反应形式也不相同，举例如下。

（1）风寒感冒。整体脉象：浮而有力。分部脉象：两寸浮紧。

（2）风热感冒。整体脉象：脉浮而数。分部脉象：两寸浮大。

（3）暑湿感冒。整体脉象：脉濡滑数。分部脉象：两寸浮滑，关、尺濡弱。

（4）气虚感冒。整体脉象：浮而无力。分部脉象：两寸虚弱。

（5）血虚感冒。整体脉象：脉浮细弱。分部脉象：左寸关涩。

此外，风水泛滥，可见脉浮滑数；虚阳浮越，可见脉浮大弱。

四、浮脉在寸、关、尺部位的脉证分析

浮脉不仅是外感表证的脉象反应，还时常会与其他脉象一起出现在某些内伤的实证病证中。

1.浮脉出现在寸部

当浮脉出现在左右寸部时，大多与外感表证或气虚证相关；当痰火郁于中上焦或与血虚病证相关的疾病出现时，浮脉会在左寸单独出现。

（1）风寒感冒。整体脉象：浮而有力。分部脉象：两寸兼有紧脉。

脉解：整体脉象浮而有力，浮脉主外主表，有力为表实证的特征。分部脉象为两寸浮紧脉象，说明病位在心肺部位，紧脉为寒、痛证的特定脉象。

分析判断：浮而有力的脉象多表现在外感的表实证中，两寸兼有浮紧是外感风寒的主要脉象特征。据此分析判断此脉象是外感表实证的风寒感

冒之象，该证常见恶寒发热、无汗头痛、肢节酸痛、鼻塞流涕、咳吐白痰、舌苔润白等，这些症状也会出现在阳气不足的体虚感冒病证中。

（2）气虚感冒。整体脉象：浮而无力。分部脉象：两寸兼虚弱。

脉解：整体脉象为浮而无力，浮主外主表，无力为虚。分部脉象为两寸虚弱脉象，说明病位在心肺，虚弱为气血两虚的脉证。

分析判断：主脉象浮而无力、两寸部位兼虚弱，是素体虚弱、风邪侵袭肺卫的气虚感冒证脉象。据此分析判断，该脉象是体虚气弱的感冒之象，该证常见恶寒发热、形寒自汗、头痛鼻塞、咳吐白痰、语言低怯、气短倦怠、舌苔淡白等症状。气虚感冒是老幼或久病体虚气弱的病人在冬春之际、气候异常、天气寒热突变的过程中，时常见到的一种外感寒热的病证，虚浮无力的脉象是其病证脉象的主要特征。

（3）血虚感冒。整体脉象：浮细无力。分部脉象：左寸关兼涩、细显著。

脉解：整体脉象浮细无力，浮为表证，细为血虚脉象。分部脉象为左寸关细涩，左寸关为心肝部位，细涩为气血虚少之征。

分析判断：主脉浮细无力是血虚外感的脉象，左寸关细涩是血少的脉征，左寸关细涩是心肝两个血府气血虚弱的脉象。据此脉象分析判断，该脉象是素体气血虚弱、外感风邪的血虚感冒之象，证见身热微寒、头痛无汗或有少汗、面色无华、心悸头晕、唇舌色淡、舌苔薄白等。血虚感冒，是气虚血弱的病人在外感病中常见的病证，浮细无力或细涩无力的脉象是其主要特征。

（4）眩晕，痰蒙清窍证。整体脉象：脉浮有力。分部脉象：左寸关兼弦滑。

脉解：整体脉象为浮而有力，浮脉主表，有力为实。分部脉象为左寸关弦滑，弦主积聚、滑主痰。浮、弦、滑脉象组合，为内外湿邪积聚在中上焦心肝部位，病人即会出现悸、呕、眩。

分析判断：主脉象浮而有力、左寸关兼弦滑之脉，是痰食积聚久之化火阻滞脉络、痰湿上蒙清窍的脉象。该证必会出现痰蒙清窍眩晕的症状。依此分析判断，该脉象是痰蒙清窍的眩晕之征，该证常见眩晕、头重目胀、心悸烦闷、恶心、泛吐痰涎、口苦、舌苔黄腻等。该证常是形成内外中风的基础证候。

2. 浮脉出现在关部

浮脉出现在两关部位时，多为肝胆脾胃同病的脉象反应，一般会有两种情况：一是在左右两关同时出现以浮脉为主的脉象，这种情况说明外风内侵循经进入了肝胆经，并影响了脾胃的正常功能，导致肝胆和脾胃多种湿热证产生，此时的浮脉往往与弦、紧、滑、数等脉组合出现，形成肝胆、脾胃的多种湿热及疼痛证的脉象出现；另一种情况是浮脉在右关出现，这主要是因外邪侵扰或饮食不洁或肝气横逆所致的脾胃虚实病证等之脉象。

（1）黄疸，湿热浸淫。整体脉象：脉浮弦数。分部脉象：双关兼弦滑。

脉解：整体脉象为脉浮弦数，浮脉主表邪，弦主积聚，数主热证，此证初起可兼见恶寒发热之症，弦数脉组合为湿热积聚之象。分部脉象为双关弦滑，与数脉并见，为湿热困积于肝胆及脾胃之象。

分析判断：主脉浮弦而数积聚热证的脉象，与两关兼见弦滑的脉象组合，为湿热困扰肝脾的病证脉象表现，而这里出现的浮脉现象必有外邪之因。两关兼见弦滑脉象是肝脾湿热病证的脉象反应，临证必会出现肝脾湿热的症状。由此可以判断，该脉象是外感湿热诱发的黄疸证之征，该证常表现为小便色黄、恶呕纳差、脘闷腹胀，伴恶寒发热、身重乏力、舌苔黄腻等。

双关弦滑或数的脉象是一些与肝脾有关的疾病的脉象反应，此脉象常出现在肝脾失调的腹胀、痞满、胃肠湿热、膀胱湿热及男女科病证等湿热

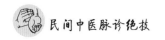

疾病中。

（2）暑湿泄泻。整体脉象：脉浮数。分部脉象：两关兼弦滑。

脉解：整体脉象为浮数，浮主表，数主热，二脉组合说明有外邪表热。分部脉象为两关弦滑脉象，弦主积聚、主痛，滑主痰湿、食积，病证在肝胆及脾胃，弦滑二脉合为痰湿积聚之脉，病在肝脾必有呕、泄、痛之证。

分析判断：浮数和弦滑的脉象是内外湿热之邪的主脉象，主体脉象浮、两关兼见弦滑同样与内外热及湿热证有关。浮数风热脉象与两关兼见的弦滑之脉相逢，正是外因热邪与内因积聚的痰湿之邪相兼而出现的脉象反应，不难判断该脉象是由长夏季节的暑湿所致，该证常见腹痛肠鸣而阵阵增剧、泻下秽浊甚或泻水、胸闷腹胀、恶心欲吐、身热汗出、舌红或舌尖边红、舌苔黄腻等。

暑湿泄泻是因夏暑湿热之气壅遏胃肠或暑热贪凉导致，此病极易导致气阴两虚的症状出现，如虚热汗证、心悸气短、烦渴乏力等。脉细数无力、两寸细弱是气阴两虚症状的脉象特点，临证医者不可不知。

（3）时疫痢疾。整体脉象：脉浮滑数。分部脉象：双关兼弦、滑显著。

脉解：整体脉象为脉浮滑数，浮为表邪内扰之脉象，滑数为痰湿热毒之脉象。分部脉象为双关弦滑，说明病位在肝脾，是痰湿凝滞之征。

分析判断：以浮脉为主脉的滑数脉象，必定与外感湿热之邪有关，双关兼见弦滑是肝脾湿热凝聚于腹部的专有脉象。依此分析，该脉象是湿热邪毒侵入的时疫痢疾之象，该证常见突然发病、壮热口渴、腹痛剧烈、便下鲜紫脓血、里急后重、头痛烦躁、舌质红绛、舌苔黄燥等。此病伤人正气，需及时治疗，体虚或久治不愈者极易转变为休息痢的虚弱病证。

（4）呕吐，外邪犯胃。整体脉象：脉浮细缓。分部脉象：右关兼濡弱。

脉解：整体脉象为脉浮细缓，浮主外邪，细主虚主湿，缓主风主湿。浮细缓三脉组合，有外邪乘虚而入，扰乱脾胃之气以致湿气内停之意。分部脉象为右关濡弱，为脾湿气弱之征。

分析判断：脉浮细缓、右关濡弱是外邪乘虚而入，湿邪淫及脾胃的脉征，右关兼见濡弱为脾胃虚弱而湿停的脉象，该证必有呕吐之症。依此可以判断，该脉象是外邪犯胃的呕吐之征，该证常表现为突发恶心呕吐、脘腹胀痛、泛恶不已，并伴有恶寒、发热头痛、四肢酸楚、舌苔薄白等。此虽为外邪犯胃的呕吐，但从右关濡弱的脉象分析，发病仍与平素脾胃虚弱有关。古医云"正气存内，邪不可干"。

3.浮脉出现在尺部

肾为封藏之本，居于下焦，故脉来当以沉脉为主。肾气虚弱或不足时，两尺部位常见沉细或微弱等脉象。当逢风邪犯肺以致肾虚水泛或肾阳虚衰阴寒内盛导致阴盛格阳、虚阳外越的局面时，尺部也会出现浮或浮大无力或细弱微软的虚弱脉象。

（1）阳水，风水泛滥。

①偏于风热之证。整体脉象：浮滑而数。分部脉象：两尺兼浮大或细滑。

脉解：整体脉象为浮滑而数，浮主表，滑主痰湿，数主热，三脉组合为风痰湿热证。分部脉象为两尺浮大或细滑，为风虚痰湿之脉，病位在下焦。

分析判断：浮脉必有风证，滑无痰湿不有，数非炽热不来，两尺兼见浮大或细滑，说明下焦有水湿之气，并有风热之邪困扰，必会出现水湿内停、周身水肿的病证现象。据此分析，该脉象是风热内侵的风水泛滥之象，该证表现为肺失宣降、脾失健运，以致水湿内停，继而四肢及周身皆肿，来势迅速，兼见恶寒发热、咽喉肿痛、肢节酸楚、小便不利、舌红苔黄等。

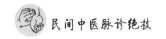

②偏于风寒之证。整体脉象：浮滑或紧。分部脉象：两尺兼细微。

脉解：整体脉象为浮滑或紧，浮主表证，滑主痰湿，紧主风寒痛证，三脉组合为风寒痰湿证。分部脉象为两尺浮细微，为风邪内侵的阳虚湿气之脉，病位在下焦。

分析判断：浮滑或紧的风寒或寒痰整体脉象，两尺肾部又兼见浮细微的阳气微弱脉象，说明仍有风邪存内之象，必会有风水内停的水肿证出现。据此分析，该脉象是风寒外邪侵袭的风水泛滥之征，该证病机为肺脾失司、水湿内停，以致四肢及身皆肿，病势发展迅速，兼见恶寒无汗、头痛、鼻塞、咳喘、肢体疼痛、舌苔薄白等。

以上两种证型的水肿皆为阳水证，特点为发病急、病势重，通过治疗比一般慢性发病的水肿易于恢复。水肿证有"阳水易治，阴水难医"一说，但无论是阳水还是阴水都不能轻视。此证治疗若不及时，日久会变为虚劳，也有经治不愈向恶证发展者。

（2）虚阳浮越。整体脉象：浮大无力或兼数。分部脉象：两尺兼细软。

脉解：整体脉象为浮大无力或兼数，浮脉主表主阳，有力为阳盛，无力为阳虚，数为热证。分部脉象为两尺兼有细软脉象，为下焦阳气虚弱之象。

分析判断：主脉象浮大无力或兼数，而两尺脉兼有细软之脉，分明为阳气虚弱而阴寒过盛逼阳外浮的虚阳浮越证。阳虚阴盛，格阳于上，常有面红如妆、口咽干燥、皮肤灼热而下肢厥冷、小便清长、大便溏泄等症状。此证常见于阳虚阴寒过盛所致的胸痹、心悸、中风、臌胀、久痢等疾病中。

五、小结

1.脉象指感特征

浮悬轻取，脉动有余；深按重取，稍减不空。

2.脉象机理分析

外邪侵表，卫阳抗争，营气援卫，脉随气浮。

3.脉象主病

（1）外感表证：浮迟风邪、浮数风热、浮紧风寒、浮缓风湿。

（2）外感虚实：浮而无力，风虚表证；浮而有力，外感实证。

（3）内外异证：脉浮滑数，风水泛滥；脉浮大软，虚阳浮越。

4.三部主病歌诀

> 寸浮头痛风眩症，关主风袭肝脾经。
>
> 尺部浮现左右看，阴虚阳虚须辨清。

第二节 沉脉

沉脉，是脉学中与浮脉的取脉方法及病证表现相反的脉象，为内伤里证的主要代表性脉象，是脉学中以浮、沉、迟、数为总纲的四大脉象之一。

一、取脉方法和指感特征

沉脉，是指脉诊时重取可得的脉象。所谓重取，就是脉诊时手指端在脉位上稍微用力地往下按。在对各部脉位施以浮、中、沉的取脉过程中，当沉取时，脉动的感觉比浮取和中取的感觉要清晰和明显得多，并且还给人绰绰有余的感觉，此时医者若手指向上稍微轻轻地上提时，会发现

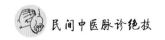

原本清晰的脉象感觉没有沉取时那样明显了。这就是我要介绍的第二个脉象——沉脉。

二、脉象机理分析

沉脉的形成原因有两种：一种是实邪侵表而入里，或气机郁而不畅实邪自内而生，营中之气本能地内援自救，沉于内与实邪相持以维护脏腑之正气，故见沉而有力的脉象；另一种是脏腑虚弱，营气生化无源，营气因之虚弱而力不足，故见脉来沉而无力。

三、沉脉常见病证

沉脉，多见于内伤里证。内伤里证，是所有内科病证的统称。浮脉主表，它的产生主要源于外邪对机体的侵扰。沉脉主里，它的产生主要源于脏腑虚实的病理改变。脏腑无论是虚证还是实证，都会在沉脉中反映出来。任何脏腑的内伤里证，都有虚证、实证的区分，而虚证、实证又有寒证和热证的不同。既然有寒证、热证的不同症状，就会有寒证、热证不同的沉脉脉象。

1. 里实证脉象

（1）里实寒证：沉迟（紧）有力。

（2）里实热证：沉数有力。

当脏腑病证为里实证时，脉象第一反映的是里证的沉脉。由于实证是一种有形实强之邪，所以脉象的第二反映是有力。若此证是由内寒引起的，这时脉象的第三反映是迟慢；相反，此证若是由内热引起的，则脉象的第三反应是数快（迟慢、数快的脉象，我们会在后面迟脉、数脉中详细讲解）。

我们再回过头来看一下，里实寒证的脉象就会用沉（里）、实（有力）、迟（慢）来表示。也就是说，里实寒证的脉象是沉迟有力的脉象。

同理，里实热证的脉象就会用沉（里）、实（有力）、数（快）来表示，也就是说，里实热证的脉象是沉数有力的脉象。

2. 里虚证脉象

（1）里虚寒证：沉迟无力。

（2）里虚热证：沉数无力。

当脏腑病证为里虚证时，脉象第一反映的是里证的沉脉。由于虚证是一种无形虚弱之证，所以脉象的第二反映是无力。若此证是由内寒引起的，这时脉象的第三反映是迟慢；相反，若此证是由内热引起的，这时脉象的第三反应是数快。

因此，里虚寒证的脉象就会用沉（里）、虚（无力）、迟（慢）来表示，也就是说，这时里虚寒证的脉象应该以沉迟无力的脉象表示。同理，里虚热证的脉象就会用沉（里）、虚（无力）、数（快）来表示，也就是说，里虚热证的脉象应该以沉数无力的脉象来表示。

但在临床实践中，里虚热证发展到数脉（快）时，病人往往已经因虚热而损伤了脏腑的阴、血、津、精，此时的脉象已经从虚脉变为更加虚弱的细脉了。这样原本里虚热证的沉数无力的脉象，就会变成里阴虚内热的沉细数的脉象（虚、实、细、弱等脉象，我们会在二十七种脉象中的虚脉、实脉、细脉、弱脉中详细论述）。

四、沉脉在寸、关、尺部位的脉证分析

1. 沉脉出现在寸部

沉脉出现在两寸部位时，可以考虑病位在心、肺两个部位。当沉脉出现在左寸时，此脉象多与心阳不足、血液循环功能障碍有关。临床上，因心阳不足及气血虚弱引发的多种心脏疾患，都有沉脉的出现。当沉脉出现在右寸时，此脉象多与肺气及肺阴虚弱、肺宣降功能失调有关。临床上，一些因气阴不足而引发的呼吸困难病证，都可以见到沉脉。

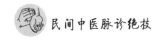

（1）心悸，心阳不足。整体脉象：沉脉。分部脉象：左寸兼细而无力。

脉解：整体脉象是沉脉，为里证之脉象。分部脉象为左寸细无力，说明病位在上焦心之居位，为心阳气虚弱之脉象。

分析判断：整体脉象沉、左寸部位兼有细而无力的脉象，是气血虚弱心阳不足的表现。细脉必血少气弱，心血自然出现因阳气不足不能帅血运行的悸动现象。由此可以判断该脉象是心阳不足的心悸证之象，证见心悸不安、胸闷气短、形寒肢冷、舌淡苔白等表现。

西医常见的心律失常、冠心病等与中医的心阳不足有关，临床常有心悸、沉细脉象的表现。

（2）喘证，肺肾阴虚。整体脉象：沉细而数。分部脉象：右寸尺兼细弱。

脉解：整体脉象为沉细而数，沉主里证，细主血虚，数主热证，该脉象为阴虚热证的主脉象。分部脉象为右寸尺沉细弱，是气阴不足的脉象，病位在肺肾。

分析判断：主脉象沉细而数是里虚热证的脉象反应；右寸尺兼细弱的脉象说明肺肾气阴不足，必会出现肺肾阴虚内热的咳喘症状。由此分析判断，该脉象是肺肾阴虚的喘证之象，证见气喘无力、咳嗽少痰、痰稠色黄、胸中烦热、口干、午后潮热、消瘦、盗汗、舌红少苔等，此证进一步发展便会形成肺肾虚弱的虚劳。

2. 沉脉出现在关部

沉脉出现在两关部位时，是肝胆和脾胃出现了气机郁滞、疏运失调等功能障碍现象。由于肝胆与脾胃关系密切，无论哪一方出现问题都会影响另一方的功能正常运行，从而沉脉会以多种形式出现在两关部位中。沉脉或是因肝脾不调而发为病在两关部位同时出现，或是因与肝胆经有关的疾病出现在左关，或是因与脾胃相关的疾病而出现在右关。无论沉脉在两关部同时出现还是出现在单侧，其症状皆与肝脾功能失调有关。

（1）聚证，肝郁气滞。整体脉象：弦而有力。分部脉象：双关沉弦显著。

脉解：整体脉象弦而有力，弦脉为肝的主脉象，主痛及郁结之证。分部脉象双关脉弦，说明病位在肝脾，该脉象为肝脾郁结之脉象。

分析判断：主脉弦及两关沉弦，是肝郁气滞证的常见脉象，肝郁气滞即会出现气机阻滞脘腹胀痛等症状。依此可以判断，该脉象为肝郁气滞的聚证之象，该证症状为肝气不舒、腹中气聚而时聚时散、窜胀疼痛、舌暗苔薄等。肝郁气滞的聚证常见于妇科的气滞癥瘕病证中。

（2）黄疸阴黄，气滞血瘀，整体脉象：沉涩无力。分部脉象：双关兼沉弦。

脉解：整体脉象沉涩无力，沉主里证，涩主血少、瘀阻、痰食集结、血痹等症。分部脉象双关沉弦，沉主里、弦主肝胆痰湿瘀阻，病位在肝脾。

分析判断：整体脉象沉涩无力，双关兼有弦脉，无疑是气血虚少、气滞血瘀之征。而关部沉弦肝脾气机受阻的脉象不可忽视，该脉象说明必会出现疏运障碍阳气受损、阴气留滞的病证。由此可以判断，该脉象为气滞血瘀的阴黄之征。该证常见胁下癥积、形体消瘦、腹部胀满、颈及胸部或有血痣、或出现吐血、衄血、便血、唇舌紫暗等表现。

（3）胃痛，肝气郁滞。整体脉象：沉而有力。分部脉象：双关兼弦实。

脉解：整体脉象沉而有力，为里实证之象。分部脉象双关弦实，为里实证郁结疼痛之象，病位在肝胆、脾胃。

分析判断：沉而有力双关兼见弦实之脉为肝气郁结疼痛的脉象，双关弦实是肝气犯胃的脉证表现。由此分析，该脉象为肝气不舒的胃脘胀痛之脉象，该证表现有痛连两胁、嗳气吞酸、食欲不振、善太息而随情志不畅加重、舌苔薄白等。

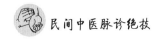

（4）妇科行经乳房胀痛，肝气郁结。整体脉象：沉弦有力。分部脉象：左关兼实弦显著。

脉解：整体脉象沉弦有力，沉主里，弦主郁阻集结、主痛。分部脉象左关实弦脉象，说明病位在肝胆，为里实证疼痛之征。

分析判断：沉弦有力、左关兼实弦脉象，是肝气郁结、胸胁胀痛的脉象反应，若妇人经期将临而遇此脉，必会出现胸胁胀闷或乳房胀痛的症状。临证根据所述沉弦或沉细弦的脉象可以判断，该脉象是妇科行经乳房胀痛证之征，该证表现为经前或行经期间乳房胀痒作痛、胸胁胀闷、口苦咽干、心烦易怒、善叹息、舌暗苔薄白等。以上因肝气郁结导致的多种疾病，整体脉象也会出现沉弦或弦实的现象，辨别同类疾病而不同症状的方法，主要是要考虑和分析沉弦或弦实脉象等在不同脉位上的反映情况，并以此作为判断疾病证候和性质的依据。

（5）腹胀，脾虚气滞。整体脉象：沉缓或虚弱无力。分部脉象：右关兼细或濡。

脉解：整体脉象沉缓或虚弱无力，沉主里，缓主虚或湿，弱主虚弱。分部脉象右关细或濡之脉，病位在脾，为脾胃气机虚弱之征。

分析判断：主脉沉缓虚弱、右关濡细的脉象，是脾胃阳气虚弱郁而不畅之征，必会出现脾胃气机不畅、脘腹胀满不舒的病症。依此分析可以判断，该脉象为脾虚气滞的腹胀之征，该证常见表现有腹胀按之濡软且时作时缓、食后胀甚，喜按、体倦乏困，脘闷纳呆、大便不调、小便清长、舌质淡、苔薄白等。

（6）膛胀，寒湿困脾。整体脉象：沉缓无力。分部脉象：右关尺兼细或濡细。

脉解：整体脉象沉缓无力，沉主里，缓主虚主湿。分部脉象右关尺细或濡细之脉，说明病位在脾肾，为阳气不足、寒湿阻滞之征。

分析判断：主脉沉缓无力、右关尺部位兼细或濡细的脉象，明显为寒湿之气积聚在中下焦部位，寒湿过于偏盛必会出现湿困中阳、气机阻塞的腹部疾患。由此判断，该脉象是寒湿困脾的臌胀之征。该证常见腹大胀满、按如囊水、面部及下肢浮肿、倦乏畏寒、食少便溏、舌苔白腻等（本节出现的弦、缓、濡等脉象，我们会在二十七种脉象中的弦脉、缓脉、濡脉中详细论述）。

3. 沉脉出现在尺部

沉脉出现在两尺部位，是肾与膀胱相关疾病的主脉象。古人有"肾无实证"的经验论断，始终指导着中医的临床诊断和治疗。临床常见病证如肾虚尿频，男子阳事虚衰、失精、遗浊，女子月信紊乱、经迟、经闭，或腰膝酸软无力、腰椎间盘突出症、颈椎增生、头晕疼痛等，皆与肾虚有关。按左尺为肾阴、右尺为肾阳的理论来分析，阴虚病证会反映在左尺的脉位上，阳虚病证则会从右尺脉位上反映出来。其实这种推论并不是绝对的，临床实践证明，无论是肾阳不足还是肾阴亏损的病证，此脉往往会在两尺的位置上同时出现。

那么，如何判断两尺同时出现的沉脉属于阴虚还是阳虚呢？我们可以通过沉脉在两尺部位上的兼脉来寻找答案。

阴虚：脉沉细数，即沉脉兼细、数脉象。沉脉主里，细脉或无力，是气血精津极虚不足之征，数脉为阴精内损之极而产生的内热阴虚火旺的脉象。临证会发现形羸、颧红、潮热盗汗、耳鸣耳聋、颈项痛、舌瘦、少苔、脉沉细数等表现。

阳虚：脉沉迟细微，即沉脉兼迟脉且脉来无力。沉脉主里，迟脉主寒，细微之脉是阳气不足之象。故见气虚无力、形寒肢冷、腰腿痛、便溏、尿频、自汗或冷汗、舌淡苔白、脉沉迟细微无力等表现。

（1）血尿，阴虚火旺。整体脉象：沉细而数。分部脉象：两尺沉细显著兼弱。

脉解：整体脉象沉细而数，沉细为里虚，数主热证，为阴虚火旺之

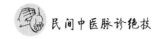

脉。分部脉象两尺沉细显著兼弱，是指病位在肾，为虚弱之象。

分析判断：主脉沉细而数的阴虚火旺的脉象，说明病位在两尺肾与膀胱的下焦部位，虚火内燃，极易出现热迫血出经而行的血尿现象。由此判断，此脉象是阴虚火旺的尿血之象，该证病机为素体虚弱或津血暗耗以致虚热内生，因而出现尿血（血色鲜红、反复不止）、兼眩晕、耳鸣、腰膝酸软、颈项疼痛、两颧红赤、潮热盗汗、五心烦热、虚烦不寐、男子失精或女子失血、舌红、少苔等表现。

此病证与阴虚淋证的出血病因及脉证基本相同，不同的是淋证血尿有轻微的尿路涩痛，血尿色淡；而血尿的血色明显且尿路无痛感。淋证与血尿有远血近血之分，临证应予以明辨。

（2）虚寒遗尿，肾气不足。整体脉象：沉迟细弱。分部脉象：两尺沉细微显著。

脉解：整体脉象沉迟细弱，沉主里，迟主寒，细弱为虚弱之象。分部脉象两尺沉细微显著，是指病位在肾，为肾气不足、膀胱虚寒之征。

分析判断：沉迟细微的里寒虚弱证脉象，病证位于肾及膀胱部位，必会出现肾阳不足、膀胱虚寒而开阖失司的症状和体征。依此可以判断此脉象是肾阳虚冷的遗尿之征，证可见小便淋沥不禁或突然尿液遗出，伴畏寒肢冷、腰膝酸软、或见男子精冷、女子血寒、舌淡暗、苔薄白等表现。其实，临床上沉脉在尺部出现不仅仅反映上述病证，它还会与其他许多脉象以组合脉的形式同时反映在肾、膀胱及大小肠的一系列病证中，后面我们会在其他脉象讲解中进行详细讲解。

五、小结

1. 脉象指感特征

沉按重取，脉动有余；悬按轻取，脉动不显。

2. 脉象机理分析

实邪内侵，营气援内；脏腑虚弱，营气无力。

3. 脉象主病

（1）内伤实证：沉而有力，曰里实证，数是实热，迟为实寒。

（2）内伤虚证：沉而无力，曰里虚证，数为虚热，迟是虚寒。

4. 三部主病歌诀

　　　　　寸沉心疾肺气壅，关见肝脾气逆行。

　　　　　尺部遗浊经水闭，肾虚腰膝颈项疼。

第三节　迟脉

迟脉，脉来迟缓之意，为虚、实寒病证的主要代表性脉象，脉搏次数常低于 50~60 次 / 分是其特点，是脉学中以浮、沉、迟、数为总纲的四大脉象之一。

笔者认为迟脉出于少阴之心、肾二脏，多与心阳不足或肾阳虚弱有直接或间接的关系。内外寒邪损伤心阳，心气无力拨动营血正常运行，出现迟脉。迟脉出现在五脏病证中多为虚寒脉象，出现在六腑病证中多为实寒脉象。故脏迟虚寒，腑迟实寒。心阳不足或肾阳虚弱，实邪常乘虚而入出现在六腑的病证中。故脉见迟必有一虚是本节论述的重点。

一、取脉方法和指感特征

以三指分别在两侧寸、关、尺三部进行取脉，指下有脉来迟缓的感觉，脉象一呼一吸脉来 3~4 次。当以浮、中、沉三候的方法取脉时，迟缓的脉率依然清晰可辨。这就是我要介绍的第三个脉象——迟脉。

在这里，有必要将中医脉诊中对迟脉、数脉、缓脉等多种至数不同脉

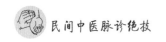

象的定性与命名方法介绍一下，以便读者更好地了解和掌握与至数相关的脉象。

有些脉象是根据心脏及动脉每分钟的脉动频率而定的。因肺的呼吸系统与心脏的血液循环系统相互间有着不可分割的依赖关系，肺的呼吸和心脏及动脉的搏动是有一定规律的。肺完成一呼一吸在中医脉象中称为"一息"。一般在正常的情况下，一分钟完成一息17次，脉搏85次。在一息时间内脉象至数不同，对应的脉证的性质也会不相同。

一息脉搏在2次左右，称为"阳危"；一息脉搏在3次左右，称为"迟脉"；一息脉搏在4次左右，称为"缓脉"；一息脉搏在5次左右，称为"平脉"（正常脉象）；一息脉搏在6次左右，称为"数脉"；一息脉搏在7次左右，称为"疾脉"；一息脉搏在8次左右，称为"极脉"；一息脉搏在9次左右，称为"阴危"。

上述疾脉和极脉归属于数脉范畴，是急性疾病发展的不同阶段的脉证表现。

二、脉象机理分析

迟脉形成的主要原因，是久病体弱、脏腑阳气不足及寒邪乘虚而入，以致气滞血凝，营气无力推血运行所致。

三、迟脉常见病证

迟脉，是以脏腑虚弱、阳气不足为基础的病理脉象，临证中迟脉应指无力多脏虚寒证，迟脉应指有力多腑实寒证。其表现出的病证多以脏虚证、腑实证的形式出现。

四、迟脉在寸、关、尺部位的脉证分析

1. 迟脉出现在寸部

迟脉出现在两寸部位时，是心肺部位出现了疾患。

迟脉出于少阴，故迟脉为心阳、肾阳虚特有的脉象表现。当迟脉出现在两寸部位时，是因心阳不足而导致心肺气虚血凝，病位在心，受累于肺。故迟脉定位应在左寸部位。

当迟脉在左寸部位出现时，说明心阳已经严重不足，心在脏腑属性中为阳中之阳，且极易虚而恶寒。无论是心阳不足还是外寒乘虚而入，出现的病证都是因虚所致。故迟脉多以沉迟虚弱或无力的里证脉象出现。

（1）心痛，心阳不足。整体脉象：沉迟无力或结代。分部脉象：左寸兼细弱。

脉解：整体脉象沉迟无力或结代，为里虚寒或心阳衰竭之象。分部脉象左寸细弱，为心脉异常虚弱之征。

分析判断：沉迟或结代为阳气因寒凝积于心的脉象，左寸兼有细弱为气血虚弱血运无力脉象，即代表会发生心痛。由此分析，该脉象是心阳不足的心痛的征象，该证常表现为心悸心痛、胸闷气短、畏寒肢冷、气虚自汗、面色苍白或面唇舌青紫、舌淡、苔白滑等。

（2）虚劳，心阳虚。整体脉象：沉迟无力。分部脉象：左寸兼细弱。

脉解：整体脉象沉迟无力，沉主里，迟主寒，无力为虚弱脉象。分部脉象左寸细弱，是心阳不足阴血虚损之征。

分析判断：沉迟无力的里虚寒脉象，又见左寸兼有细弱之脉，是阳气及心血不足的脉象反应。心阳不足，气血津精过度损伤，必会出现心之气血劳伤的症状。依此分析判断，该脉象是心阳虚的虚劳之象，该证常表现为心悸、心痛、胸闷、自汗、神倦乏力、形寒肢冷、面色苍白、舌淡或紫暗等。

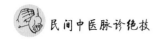

2.迟脉出现在关部

心肾阳虚，寒邪极易因虚而入，还会导致与其有密切依赖关系的相邻脏腑肝胆、脾胃等发生病变。

迟脉在左关出现时，多与心肾阳虚不足有关。寒邪常因虚而入，导致肝胆经发生一系列虚实夹杂的病证。临证迟脉常与沉、紧、细、弦、濡等脉象以组合脉的形式在左关或两关出现。

迟脉所主的病证在右关出现时，同样与心肾阳虚有直接或间接的关系。脏气虚弱、阳气不足，一些虚寒性的脾胃疾病由此而发生。在疾病发生的过程中，心肾阳虚的迟脉，往往是直接或间接与脏腑的虚寒证、实寒证相关的脉象如沉、紧、弦、缓、细、微等，以组合脉象的形式出现在右关。

（1）睾丸冷痛，寒滞肝脉。整体脉象：沉迟有力。分部脉象：左关兼弦。

脉解：整体脉象沉迟有力，是里有虚寒和外有实寒的组合脉象。分部脉象左关弦脉，弦主积聚疼痛之脉，为寒在肝经部位。

分析判断：沉迟弦的脉象并非为单纯的里实证脉象，迟脉必有一虚，故此迟脉为虚寒，弦脉为实寒，因足厥阴肝经沿大腿内侧环绕阴部上行小腹，又根据左关肝脉兼见迟弦脉象可以判断，该脉象是寒滞肝脉的睾丸冷痛的征象，该证常见表现有少腹冷痛、牵引阴囊睾丸坠胀、疼痛拒按或痛引股侧，遇寒冷则剧、得温则缓，伴有形体寒冷、面色苍白、舌淡、苔白滑等。寒滞肝脉的睾丸冷痛，病机为肝经虚冷、实寒乘虚内聚凝结于肝脉，是虚实寒证及迟弦寒痛脉象相兼的典型脉证。

（2）中寒呃逆。整体脉象：迟缓有力。分部脉象：两关兼沉弦。

脉解：整体脉象迟缓有力，迟而有力为实寒，缓主湿气偏盛。分部脉象两关沉弦，病位在肝胆、脾胃，脉为寒积凝聚、胃气逆行之征。

分析判断：迟缓有力之脉为寒湿之象，病多发于脾胃；两关兼沉弦为里寒凝气聚之象。诸脉合参，为寒积结于中焦胃腑之象。肝胃关系密切，两关脉弦为肝胃不和以致肝气横逆之故。依据"腑迟实寒"的理论可以判断，该脉象是由中寒呃逆所致，证见呃声有力、胃脘不舒、得热则减、遇冷易发、口淡不渴、舌苔白润等。通常此证多发于肝胃不和的胃气上逆，常见于西医的胃肠道疾病及肝胆疾患等危重疾病。

（3）胃痛，虚实寒凝。整体脉象：沉迟有力。分部脉象：右关尺兼弦。

脉解：整体脉象沉迟有力，为里寒实证之象。分部脉象右关尺弦，为肾阳虚弱中焦寒实凝聚之象，病位在中下焦。

分析判断：依据"迟脉必有一虚""腑迟实寒"的理论，主脉沉迟有力、右关尺兼弦的脉象，是脾肾阳虚、外寒乘虚而入，以致寒中中脘的胃痛之象，该证病机为素有脾肾虚弱，偶遇寒邪内侵，表现为突然胃痛、畏寒喜暖、得热痛减、泛吐清水、手足不温、面白唇淡、小便清长、大便溏薄、口不渴、舌淡苔白等。

（4）冷积便秘。整体脉象：沉迟有力。分部脉象：右关沉弦，右尺兼沉实脉象显著。

脉解：整体脉象沉迟有力，为里寒之象。分部脉象右关沉弦为脾阳不足，右尺沉实为病在下焦、寒凝于下腹之脉象。

分析判断：主脉沉迟有力，右关沉弦、尺部沉实显著，为中阳不足、下焦寒冷的脉象，中下焦寒冷积聚肠中必有冷积之症。依此可以判断，该脉象是中下焦寒冷积聚的便秘之象，该证表现为腹中气攻或微痛、大便坚硬秘涩、小便清长、畏寒肢冷、口中和、舌淡苔白而润等。

3. 迟脉出现在尺部

迟脉在两尺部位出现时，多见以肾阳虚弱或不足为主的下焦虚寒疾病，"迟出少阴""脏迟虚寒"的理论在这里又得到了进一步的论证。肾阳具有特殊的温煦脏腑的功能，所以当肾阳久虚时，迟脉常与沉、细、濡、

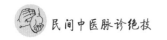

弱等脉象出现在尺部。

（1）癃闭，命门火衰。整体脉象：沉迟细弱。分部脉象：两尺兼微。

脉解：整体脉象沉迟细弱，沉主里，迟主寒，细弱主虚，三脉组合为里虚寒证之象。分部脉象为两尺微脉，为肾气虚寒之象，病位在下焦肾及膀胱。

分析判断：根据"脏迟虚寒"的理论推测，整体脉象沉迟细弱与两尺兼微脉的组合，为下焦虚寒的脉象。下焦虚寒、命门火衰即会出现膀胱气化不利的症状，据此分析可以判断，该脉象是命门火衰的癃闭之征，该证病机为肾气虚寒，膀胱气化失司，以致小便无力、淋沥不尽甚则尿闭、常无尿意、四肢浮肿、面色㿠白、腰膝酸软无力、肢冷乏力、舌淡苔薄白等表现。

命门火衰多为元气、精气损耗所致，临证观察此脉象还常会出现在男子阳痿、滑精，女子痛经、经闭，以及水肿、虚寒泄泻等病证中。

（2）白带病，肾阳虚弱。整体脉象：沉迟无力。分部脉象：右尺兼细濡。

脉解：整体脉象沉迟无力，沉主里，迟主寒，沉迟无力为里虚寒之象。分部脉象右尺细濡，说明病位在肾及下焦部位，为阳气虚弱下焦湿气偏盛之脉象。因脏迟虚寒，故为里虚寒湿证的脉象。

分析判断：据"脏迟虚寒"的理论推测，脉象沉迟无力、右尺兼细濡是肾阳虚弱濡湿形成的征象。据此可以判断，该脉象是妇科肾阳虚弱的白带病之象，证见虚寒带下清冷量多、质稀薄、淋漓不断、腰膝酸软、腹冷肢寒、晕眩疲倦、小便冷长、大便溏薄、或闭经、面色晦暗、舌淡苔薄白等。临床上实寒和虚寒所致的疼痛病证并非鲜见，临证需据沉迟紧弦、濡缓细微，或实、或弱、或结代，以及有力、无力等脉象，予以分析和判断。

五、小结

1. 脉象指感特征

一呼一吸，脉来三至；来去迟慢，浮中沉见。

2. 脉象机理分析

虚寒内生，气血寒凝、营气受阻、迟缓运行。

3. 脉象主病

（1）心阳不足：迟心阳虚，君火不足；寒凝闭阻，真心疼痛。

（2）肾阳虚损：迟肾阳衰，相火不旺；左肝右脾，虚实寒凝。

4. 三部主病歌诀

> 寸迟心肺阳气损，关是寒凝肝脾经。
>
> 尺迟肾虚下焦冷，带寒睾痛溲难行。

第四节　数脉

数脉，脉搏频数之意，为热性病变症状的主要代表性脉象，常见于虚热和实热性病证中，脉搏常高于 85 次 / 分是其特点。数脉是中医脉学以浮、沉、迟、数四脉为总纲之一的脉象。

一、取脉方法和指感特征

以寸、关、尺三部正常取脉，以浮、中、沉三候的取脉方法，指下感觉脉搏往来疾数，一呼一吸脉来六至以上，且脉搏均匀，往来悠然。

二、脉象机理分析

数脉的形成，是由于脏腑阴阳失调，以致营血热盛"沸腾"，因热而

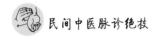

迫使营血运行加速。无论是实热还是虚热之证，均可出现阴血在体内疾速运行的数脉现象。

三、数脉常见病证

数脉，是以脏腑虚热或实热证为基础的病理脉象，临证中，脉象反应数而无力多为脏腑表或里的虚热性病证，数而有力常为表或里的实热性病证。数脉在病证中的表现形式是多样的，常与其他脉象组合以多种形式出现在病脉中。

1.浮数：有力风热，无力暑热

浮脉见于表证，数脉见于热证，浮数脉象常见于外表风热之证。由于营气援卫，抗争风热之邪，所以浮数有力的脉象是正气抗邪的反映。而暑热脉象无力，是因暑热之邪伤及营卫，营卫之气内外受损，无力与其抗争。

2.沉数：有力实热，无力虚热

沉脉见于里证，数脉见于热证，沉数脉象常见于里实热、里虚热之证。脉象沉数有力可见正气未虚，是正气与热邪抗争的反映。当热邪内耗阴营，正气已弱，气血不足，无力与热邪相争时，则反映出沉数而无力的脉象。

3.滑数：有力痰热，无力湿热

滑脉主痰主湿，痰因实热积聚成形，正气与其抗争，故脉来滑数有力。当正气虚弱，湿邪内盛热积，则脉来滑数无力。

4.弦数：肝胆妄热，心肺邪热

弦主实邪内盛，也是肝胆病主脉，逢肝胆实热或热邪内侵，肝、胆、心、肺气机受阻，皆可见弦数之脉象。

5.洪数：营血燔热，神志逆乱

洪主邪热，数主热证。热邪盛极极易循经内侵心营，热邪内扰，气血妄动，故见脉象洪数。

6. 细数：脉浮气燥，脉沉阴伤

细主虚弱，数主热证。脉浮细数，浮主表证，浮细数脉为外邪内侵伤及气血之脉象，多见于夏秋之季。脉沉细数，沉主里证，沉细数为阴虚血少的虚热证之脉象。

7. 濡数：脾肾气弱，湿热淫行

濡主虚主湿，与数脉组合为湿热的濡数脉象，此脉象多表现在中下焦所属部位产生的湿热病证中，往往伴有肝脾肾功能失调导致的炎性症状。

上面列举部分数脉组合脉象，用以说明数脉在临床辨证中的重要意义，并以此为例解释临证时对不同脉象的辨脉方法。

四、数脉在寸、关、尺部位的脉证分析

1. 数脉出现在寸部

当以数脉为主的病脉在两寸出现时，多为心肺部位出现了热性病证。

因肺部病证而出现数脉，多为肺实热的浮数有力、虚热的沉细数或外感热邪的浮数脉象等。因心部病证而出现数脉时，多为心经实热的实数，兼见洪或阴血亏损的虚热沉细数脉象等。

（1）咳血，风热伤肺。整体脉象：浮数有力。分部脉象：右寸关兼实。

脉解：整体脉象浮数有力，浮主表证，数主热证，浮数有力为风热表证。分部脉象右寸关实，病位在肺胃，为实证脉象。

分析判断：脉象浮数有力、右寸关兼实的脉象，说明风热之邪由表入里伤及肺胃，邪热必会首先光顾肺经，即会出现肺经由风热引起的实热的证候。据此判断，该脉象是风热伤肺的咳血之征，证候特点为喉痒咳嗽、痰中带血、口干鼻燥、或见身热、舌红苔黄薄等。邪热内盛继续发展便会出现肺胃的实热病证，出现咳痰、咽干喉痛、热汗出、口干口臭、小便

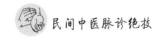

黄、大便干、舌红苔黄厚等。

（2）虚劳，肺阴虚。整体脉象：沉细而数。分部脉象：右寸兼弱。

脉解：整体脉象沉细而数，沉主里，细主气血不足，数主热，三脉组合为阴虚内热之脉象。分部脉象右寸兼弱，病位在肺，为气阴不足之象。

分析判断：阴虚内热的沉细而数的脉象在肺部出现，且右寸兼弱脉象，说明肺部已出现气阴虚损的症状，必会出现干咳失音、阴虚盗汗的症状。依此不难判断，该脉象是肺阴虚损的肺痨之征，该证表现为干咳咽燥、咳声短促、咳血失音、胸部隐隐作痛、潮热盗汗、面色潮红、手足心热、舌红不润、苔少等。

（3）风热感冒。整体脉象：脉浮而数。分部脉象：双寸兼大。

脉解：整体脉象是浮而数，为表热之象。分部脉象是双寸兼大，为风邪在心肺。

分析判断：浮数之脉明显表现在双寸，不难看出是风热之邪侵扰上焦的外感热证的病证脉象。依此分析判断，该脉象是外感风热的感冒之象，证见发热较著、微恶风、鼻塞黄涕、无汗或少汗、头痛、咳嗽、痰黏而黄、咽燥或肿痛、口渴欲饮、舌尖红、苔薄白或微黄等。

此病多发于春季，由于气候转温，风与时令热邪极易相兼而发病。因风热之邪多直入上焦部位，侵于肺、扰于心，故脉象多见两寸浮数长而有力。

（4）热扰心神。整体脉象：滑数有力。分部脉象：左寸兼洪。

脉解：整体脉象滑数有力，为痰食实热之征。分部脉象左寸洪，是热邪侵入心经之象。

分析判断：主脉象滑数有力、左寸兼洪脉的现象是实热痰证的病证表现。痰食实热症状在心的部位出现，必然会出现上扰心神的心悸烦躁的症状。由此判断，该脉象是邪热炽盛的热扰心神之象，该证表现为高热、烦躁不安、口渴面赤、心悸不眠，甚则神昏谵语、舌红苔黄等。

此病证发病急、变化快，热邪持续发展极易损伤营阴，以致病情向心阴亏虚的病证发展。随着病情的发展，初期实证的滑数脉象，会逐渐转化为热陷心营的沉细或细数的虚热脉象，并使疾病迅速转化为虚性的危重症。

（5）心阴虚。整体脉象：脉沉细数。分部脉象：左寸无力。

脉解：整体脉象沉细数，沉主里，细主血虚，数主热。沉细数三脉组合为阴虚血少以致脏腑虚热之象。分部脉象左寸无力，即病在上焦心之部位，为心血虚少之征。

分析判断：沉细数无力的虚热脉象出现在左寸心脉部位，必会出现心血虚少所致的心悸、烦躁、盗汗的虚热之症。由此足以说明该脉象是心阴亏虚的心阴虚之征，证常见心悸心烦、失眠多梦、口燥咽干、形体消瘦、手足心热、颧红盗汗、舌红少津等。心阴虚证常出现在心悸、怔忡、虚劳、不寐等病中。

2. 数脉出现在关部

以数脉为主的疾病脉象出现在两关时，预示着因气机郁结肝胆、脾胃出现了湿热性质的疾患。因右关部位所主的疾病而出现数脉时，常见因肝脾湿热、肝胃郁热及虚热等出现的滑、实滑或沉滑等脉象。因左关肝胆疾病而出现数脉时，关脉多为肝胆实热的沉实、湿热以致郁热性疾病的弦实或濡等脉象。

（1）湿热泄泻。整体脉象：脉滑而数。分部脉象：右关尺兼实。

脉解：整体脉象脉滑而数，滑为痰湿，数为热积。分部脉象右关尺实与滑数脉组合，为肠胃湿热实证之征，说明病在中焦脾胃及下焦肠道。

分析判断：痰湿积热的滑数脉与右关尺实脉相遇，形成滑实而数湿热壅盛的脉象，必会在下焦部位产生湿热积聚下行的泄泻。由此可知，该脉象是湿热的泄泻之象，证见泻下热臭黄褐黏秽粪便、肛门灼热、腹痛则泻、泻下急迫、初起如水继而黏秽如酱、腹痛拒按、心烦口渴、小便短

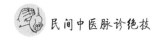

赤、苔黄厚腻等。

此病常因病人素嗜甘腻辛辣之品，或病发于湿热的长夏季，病证初期多见有湿热证的滑数或兼实脉的脉象，若病后失治或迁延不愈，后期即会出现湿热虚证的濡滑或濡数无力的脉象。

（2）呕吐，湿热积滞。整体脉象：滑数有力。分部脉象：右关沉。

脉解：整体脉象滑数有力，滑主痰食，数主热。分部脉象右关兼沉，病位在脾胃，脉沉滑主里、主积，为痰湿积聚之征。

分析判断：主脉体滑数、右关兼沉，是宿食停滞、湿热积留而上逆的脉象反应，会出现朝食暮吐、暮食朝吐的症状。临证依此分析，可以判断该脉象是湿热积滞的呕吐之象，该证表现为脘腹胀满、嘈杂、朝食暮吐、暮食朝吐、吐有酸腐浊液、头身困重、口干心烦、小便黄赤、舌红、苔黄厚腻等。

（3）胃痛，肝胃郁热。整体脉象：弦滑而数。分部脉象：双关兼沉实。

脉解：整体脉象弦滑而数。弦脉主肝胆之疾、痰饮寒热，数脉主热。分部脉象双关兼沉实，病位在肝胆、脾胃，沉实为里实证之象。

分析判断：弦滑而数、两关兼有沉实脉象，是湿热积聚在肝胃部位的脉象反应，弦脉主聚主痛，由此可以判断该脉象是肝胃郁热的胃痛之征，可见胃部阵痛、灼热、喜冷饮、口干、口苦、心烦、便秘、尿赤、舌红、苔黄厚等。

（4）黄疸，湿热蕴结。整体脉象：弦滑而数。分部脉象：两关兼濡。

脉解：整体脉象弦滑而数，为痰饮、湿热之象。分部脉象两关兼濡，濡为湿证，病位在肝胆、脾胃。

分析判断：整体弦滑而数是湿热凝聚的脉证表现，濡脉与滑数脉在两关组合，是肝脾部位湿热积聚已久的脉象特征，临证必会有湿热凝聚的黄疸之症状。依此可以判断，该脉象是湿热蕴结的黄疸之征，证见身目俱黄、黄色鲜明、发热、心烦、口干口苦、恶心呕吐、腹部胀满、大便秘结、小便赤短、舌苔黄腻等。

（5）郁证，肝火炽盛。整体脉象：弦数有力。分部脉象：双关兼实。

脉解：整体脉象弦数有力，弦为肝的主脉象，主积聚寒热，数主热。分部脉象双关（弦）实，病位在肝脾，为肝火炽盛之征。

分析判断：弦数有力是肝郁化火的脉象反应，而双关兼实脉象，正说明病位在肝脾，肝多病于情志抑郁，脾多病于思劳忧伤。据此分析判断，该脉象是情志失调、肝火炽盛的郁证之象，该证可见烦躁易怒、胸闷胁胀、嘈杂吞酸、口干口苦、大便秘结，或有头痛、目赤、耳鸣、舌红苔黄等。此病证的病人大多有焦虑、悲恐、忧愁、愤懑的情志内伤病史，病证初期常见沉细弦或虚濡、细微的脉象。

3. 数脉出现在尺部

以数脉为主的疾病脉象出现在两尺部位时，一般会有以下两种情况。

一是因肾阴虚损而出现的虚火妄行的阴虚火旺的微细数脉。二是因下焦实热内盛而引发的膀胱腑实热等证的沉实数脉。

（1）眩晕，精血不足。整体脉象：沉弦细数。分部脉象：双尺兼细微。

脉解：整体脉象沉弦细数，沉脉主里，弦为积聚及肝气亢盛，细数为虚热之征。分部脉象双尺细微，为精血亏损，此病位在肾。

分析判断：沉弦细数是精亏血少、虚火炎上之征，两尺兼有血少精亏的沉细微脉等，说明清窍虚空，虚火上扰是发病脉象的主要原因。由此可知，该脉象是精血不足的眩晕之象，证见眩晕、神疲、失眠健忘、腰膝酸软、遗精耳鸣、五心烦热、舌红少苔等。此病证与脉象常出现在心血虚少、肾精不足的中老年人及久病体弱的病人中。

（2）尿血，下焦热盛。整体脉象：沉数有力。分部脉象：两尺兼实。

脉解：整体脉象沉数有力，为里热之象。分部脉象两尺（沉）实，病

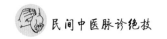

位在下焦部位，沉实与数三脉组合为里实热之象。

分析判断：沉实数脉在两尺部位兼有明显的下焦火热的脉象，是上焦热盛的实证热邪内侵或心、小肠及肝火下移而发。民医有谚"实热下行，舌破尿红"，据此分析，该脉象是由下焦热盛的尿血所致，该证常见表现有小便黄赤、小便灼热、尿色鲜红、心烦、口渴、口疮、夜寐不安、面赤舌红等。

本节列举诸证皆为临床中比较典型的数脉所主的病证，对于西医与发热症状有关的各种炎性疾病，可以参考本节所叙述的数脉理论内容进行辨证分析。

五、小结

1. 脉象指感特征

一呼一吸，脉来六至，脉速均匀，指下悠然。

2. 脉象机理分析

实热内盛，热血沸腾；虚热妄动，热迫血行。

3. 脉象主病

（1）内外实热：浮数有力，外感风热；沉数有力，里实热盛。

（2）内外虚热：浮数无力，风虚表热；沉数无力，里虚热证。

4. 三部主病歌诀

> 寸数心肺邪热证，关是肝脾蕴热生。
>
> 尺部精亏相火烈，左眩右晕耳鸣逢。

至本节为止，我对浮、沉、迟、数总纲脉象进行了详细的介绍，这为后面的二十三种脉象的分析奠定了重要的理论基础。在后面的各节中，我将继续重点讲述各脉证的性质及特点，使读者了解和掌握各种脉象随症状变化的规律，以期读者在临证中对脉象的不同表现和反映进行更准确地分析判断。

第五节　滑脉

滑脉，脉搏往来流利之意，是以痰、食、湿、孕为主证的脉象，无论是外感表证还是内伤里证引起的痰证，皆可以出现滑脉。妇人在正常的经带或妊娠的生理期间，也可以见到滑脉。

一、取脉方法和指感特征

浮、中、沉取脉，指下感觉脉搏前后往来流利，犹如玉珠在盘中旋转，触之在指尖上滚动。这就是我要介绍的第五个脉象——滑脉。

二、脉象机理分析

滑脉的形成，与机体的气血旺盛相关。脏腑气机功能旺盛，脉象往来柔和略有滑象，这是正常的脏腑脉象的外在反应。当外感或内伤饮食及多种原因引起痰疾时，脏腑气血功能会调动人体的正气以驱逐痰食之邪，故脉来滑利。气血的盛滑反映了与痰结、食积抗争的正气力度。当机体正气不足或久病体弱，气血即会出现运行无力，机体抗病功能低下，原本的痰食之实证会发生量与质的变化。当痰与食转化为痰湿时，脉象会由气血的盛滑之象转变为脉来虚弱无力的濡弱或濡细。也就是说，痰结及食积之证随着病情的发展，会逐步转为痰湿之证。

妇人生理期来临及妊娠初期，冲任二脉将会调节气血为最佳的供血状态，以加强妊娠期及生理期的功能作用，故也会出现正常的滑利脉象。

三、滑脉常见病证

在临证中，滑脉是比较常见的，许多病证都可能发生滑脉。从常见病的脉象反应来分析，此脉象多见于痰结、食积之证及妇人生理期，但也会时常出现在某些特殊疾病，甚至是某些恶性病的重症中。对于特殊疾病及恶性重症的脉象反应，同样是痰食之证的发展演变，因久病失治或误治，从而引发脏腑阴阳、经络气血运行的纵横逆乱。下面我们着重讨论一下常见的滑脉。

1. 痰证

风痰浮滑，痰热滑数；缓滑寒痰，濡滑湿证。

痰是中医气、血、痰、食为病的四大病因之一。痰有狭义和广义之分，狭义之痰是指有形可见的咳嗽之痰，广义的痰包括有形之痰和无形之痰，二者皆为机体中正常运行的津液因某种原因停留和集结而成，以致形成一系列痰结之证。常见证脉有外感风邪所致风痰证的浮滑脉象，风热痰证的滑数脉象，风寒痰证的缓滑脉象，以及脏腑虚弱湿气积聚的濡滑脉象等。

2. 食停

宿食沉积，沉滑脉实；肝胆湿积，沉迟缓滑。

食停，即伤食证，是因饮食失节导致饮食内停的一系列脾胃失调证，其病初期可见沉滑的脉象，特别是在右关部位可见沉滑而有力的脉象。

肝胆湿积，即指肝胆湿热的一系列病证，如肝胆湿热所引发的肝胆结石或胆息肉，病人常出现腹痛、发热、黄疸等症，可出现以双关部位为主的沉迟滑或沉缓滑异常脉象。

3. 妇科

妇人月事，左关尺滑；妊娠喜脉，少阴滑动。

妇人在生理周期的来潮和妊娠初期，可见到滑脉。当月经将要来临或月经初期，在左关及两尺部位会出现脉滑的迹象。妊娠初期的脉象却是在左寸及两尺部，出现以往来流利而滑动为特征的脉象，即古人所说的"少阴动甚，谓之有子"的滑脉。临证少阴心肾脉象滑而有力是胎孕气盛的象征，滑而无力或细微是胎孕气绝妊娠终止的征兆。

四、滑脉在寸、关、尺部位的脉证分析

1. 滑脉出现在寸部

滑脉出现在两寸时，多见于机体感受寒邪入里化热或感受热邪的痰咳之症。痰热壅盛久郁必会化热动风或引起风邪侵袭阻滞脉络，引发痰热瘀阻所致的痰热诸证。

（1）咳嗽，痰热郁肺。整体脉象：滑数有力。分部脉象：右寸兼沉实。

脉解：整体脉象滑数，为痰热之象。分部脉象右寸沉实，病位在上焦肺部，为痰积实证。

分析判断：主脉象滑数有力、右寸部位兼沉实，明显为痰热壅积于肺的脉象，痰热壅肺必见咳症。依此可以判断，该脉是痰热郁肺的咳嗽之象，该证表现为身热面赤、咳嗽息促、痰黏稠黄或痰中带血、痰腥臭味、咳引胸痛、口渴欲饮、舌红、苔黄腻等。

（2）颤证，痰热动风。整体脉象：弦滑而数。分部脉象：左寸关兼实。

脉解：整体脉象弦滑而数，弦主积聚，滑主痰热，此脉为痰热内蕴之象。分部脉象左寸关实，病在心肝部位，为实热积聚之征。

分析判断：弦滑而数、左寸关肝兼有实脉是痰热内盛的脉象，痰湿郁久必会有化热风之症。根据分析可以判断，该脉象是痰热动风的颤证之征，该证常见表现有头摇不止、肢麻颤动、头目昏眩、口苦脘闷、痰涎黏稠、舌红、苔黄腻等。

（3）中风，风痰阻络。整体脉象：弦滑有力。分部脉象：左寸关兼实。

脉解：整体脉象弦滑有力，为痰饮壅塞之征。分部脉象左寸关实，病

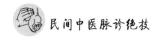

位在心肝。

分析判断：主脉象弦滑有力、左寸关部兼有实脉，是痰热之邪内盛、内扰心营及肝经脉络的脉象，说明痰饮之邪已闭阻了营血脉络。由此分析可知，该脉是心肝痰火内盛、风痰阻络的中风之象，证见口眼㖞斜、头晕、头痛、四肢抽搐或半身不遂、舌强、苔黄腻等。

2. 滑脉出现在关部

当滑脉出现在两关部位时，多为肝脾部位出现了湿热积聚，而肝脾痰湿热积的病机多与其疏运功能的失调有关。

（1）痰浊头痛。整体脉象：沉弦有力。分部脉象：双关兼滑、弦显著。

脉解：整体脉象沉弦有力，沉弦主痰饮凝结、痛证。分部脉象双关弦滑，为痰气凝聚在肝脾部位之征。

分析判断：沉弦有力的脉象是痰湿凝结于内的症状表现，双关兼有弦滑脉象证明了痰湿凝结的发病位置和病证的严重性。当痰湿阻碍了脏腑气机功能的运行，导致痰湿之气停留上蒙清窍，即会出现头目晕眩、疼痛、恶心、呕吐等症状。依此理论可以判断，该脉是肝脾湿热蕴结、痰湿秽浊之气凝聚的痰浊头痛之象，该证可见头痛、口苦、恶心、纳差、脘腹不舒、大便溏、舌红、苔黄腻等。

西医的三叉神经痛、血管性头痛，及一些颅内疾病引起的头痛等，基本属于中医的痰浊头痛范畴，临证可根据沉弦有力、双关弦滑显著的脉象、辨证治疗。

（2）痞满，痰湿中阻。整体脉象：沉滑有力。分部脉象：两关弦滑显著。

脉解：整体脉象沉滑有力，是宿食痰证之征。分部脉象，两关弦滑明显，说明病位在中焦肝脾，为痰湿积聚之征。

分析判断：宿食痰湿中阻之沉滑脉象，以及两关兼有的痰湿积聚的弦滑脉象的现象，可出现时有作呕胃脘痞闷的痰湿中阻证候。由此分析推论，该脉象是痰湿中阻的痞满之象，表现该证为胃脘痞满、闷塞不舒、纳呆、口淡不渴、恶心呕吐、头晕目眩、头重如裹、小便清、大便溏软、舌淡红、舌体胖大且边有齿痕、苔白厚腻等。

3. 滑脉出现在尺部

当滑脉出现在两尺部位时，多与下焦寒热湿证及疏泄功能障碍有关。妇人妊娠及月经来潮的正常脉候，也可以见到滑脉。

（1）遗尿，下焦湿热。整体脉象：滑数有力。分部脉象：两尺沉滑显著。

脉解：整体脉象滑数有力，为痰热和湿热之脉象。分部脉象，两尺沉滑脉象显著，沉主里，滑主痰主湿，病在两尺的下焦部位。

分析判断：滑数脉象为痰湿热的脉象反应，两尺兼有显著的沉滑脉象是湿热郁结于下焦之征，湿热郁结、膀胱气化失司，即会出现小便频数、尿热或自遗的病理现象。据此推论该脉象是下焦湿热的遗尿之征，该证表现为小便频数、尿热、时有小便自遗、尿黄味臭、夜间遗尿有臊臭味、口苦、舌红、苔黄等。

下焦湿热遗尿与西医的尿路感染疾病证同而名异，尿路感染疾病的中医脉诊中常会出现主脉滑数、两尺沉滑或濡滑等脉象。

（2）湿热淋证。整体脉象：滑数有力。分部脉象：左关弦滑、两尺沉滑显著。

脉解：整体脉象滑数有力，为湿热之象。分部脉象左关弦滑及两尺沉滑显著，为肝胆及下焦湿热之象。

分析判断：整体脉象滑数有力是湿热的脉象反应，左关弦滑、两尺沉滑显著的脉象是湿热积聚在下焦的征象，其中重要的一点是左关出现了弦滑的脉象，这一般是湿热重证的脉象。肝胆疏泄功能异常，湿热蕴积失于通泄，必会产生下焦有关部位的炎性热证表现。由此可知，该脉象是下焦湿热引起的淋证之征，证见尿急、尿痛、小便黄赤、腰酸困痛、小腹坠胀、初起伴有发热恶寒、头痛、身疼、口苦、舌红、苔白或黄腻等。临床证明此脉象常会出现在西医的急性尿道炎、男科前列腺炎、女科急性宫颈炎、淋病等疾病中。

（3）妊娠。有性生活史的生育年龄妇女，月经过期10日以上。整体脉象：滑数。分部脉象：左寸及两尺异常滑动流利。

脉解：整体脉象滑数，为痰热、食积、经、孕的脉象。分部脉象左寸及两尺异常滑动流利，是妊娠的表现。

分析判断：整体脉象滑数、左寸及两尺部位异常滑动流利，是妊娠早期冲任二脉经气旺盛之征。据此可以判断，该脉象是妊娠早期冲任经气旺盛之征，证见妊娠反应如体乏、恶心、呕吐、经停等症状。

妊娠现象不为病证，这里列出妊娠的脉证表现，旨在提醒医者临证细心观察，以免出现辨证失误。

五、小结

1.脉象指感特征

前后往来，流利滑现；玉珠旋转，滚动指尖。

2.脉象机理分析

痰凝食结，气血涌动；妇事血旺，气血滑盛。

3.脉象主病

（1）风火痰证：风痰浮滑，痰热滑数；缓滑寒痰，濡滑湿成。

（2）内伤食证：沉滑宿食，恶食痞闷；迟滑胃痛，肝胆石证。

（3）妊娠月事：妇人月事，关尺滑利；妊娠喜脉，少阴滑动。

4.三部主病歌诀

寸滑舌强痰壅胸，关主胆证宿食停。

尺部妇事经血旺，失精遗尿热淋证。

第六节 涩脉

涩脉，为脉来艰涩、滞行之意。涩脉是脏腑精气亏损、营血虚少、血行障碍等疾患的主脉象。此脉象多与肝的疏泄、肾的封藏、心的温煦化生及血运功能发生障碍有关。

一、取脉方法和指感特征

理论上涩脉是一个细、迟、短、涩的复合脉象。三指中取寸口三部位，指下脉来有细迟无力短而艰涩之感；浮取之，脉象踪迹似聚似散疑而分不清；沉取之，脉象行迹似走似停惑而断不明。古人形容"如雨沾沙"之聚而易散，"如病蚕食叶"之艰难而涩行。它就是我要介绍的第六个脉象——涩脉。

二、脉象机理分析

涩脉的形成，与脏腑气机的虚衰、营中真阴真阳的严重失和，导致血运功能发生障碍有关。气血的化生及运行，是在脏腑功能相互协调的作用下共同完成的。当血的化生及气血的运行系统发生功能性障碍时，营中的真阴真阳也会发生质与量的改变。当过于浓稠或粥样化的血液在营气的推动下，无力缓慢地在血脉中运行时，脉中即会反映出细迟似散而短、艰难似走似停的涩脉。

三、涩脉常见病证

涩脉是以血运功能障碍为主的病证的脉象，多见于气血壅塞、精亏血少、癥瘕痞块、痰食内停等疾病中。

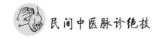

1. 精亏血少

精亏肾损，细涩而弱；血少心衰，细涩结代。

精亏血少证，广义来讲是脏腑虚弱，精气及气血生化功能障碍，导致机体阴血虚少、精气不足，引发气血虚损化生无源的一系列病证；狭义来讲，就是虚劳过度、心肾功能衰弱，以致心阴虚少、肾阴不足的病证，即会出现细涩虚弱甚至结代的脉象。

2. 痰食内停

痰湿内停，沉弦细涩；食伤内聚，沉缓细涩。

痰湿内停或饮食停积，久之必伤气阴。脏腑受损，气阴必会不足，即会出现涩脉。痰湿为虚为阴，阴极阳气必伤，会出现沉弦细涩的艰难运行的脉象。食积为实为阳，阳极阴气必虚，脉象同样也会反映出以沉缓为主、不通畅的细涩之脉。

3. 气血壅塞

阳气虚衰，微涩结代；血痹虚证，沉微紧涩。

气血壅塞证，其病机是脏腑的阳气亏损或虚衰，导致脉络瘀阻。此病证的发生与肝脾不足及心阳虚衰有关，常见症状有心血瘀阻、心悸、胸闷、胸痛，或血痹而导致的肢体发凉、麻木、疼痛等。

4. 癥瘕痞块

坚硬不移，脉弦细涩；聚散无常，脉沉缓涩。

严格地说，癥瘕与痞块是性质相同而类型不同的病证。这里的癥瘕痞块，是单指妇科的腹中结块这一种病证。坚硬不移、痛有定处的病证为"癥"；聚散无常、痛无定处的病证为"瘕"。此病是因脏腑功能失调、气血运行受阻所致。二者的分辨要点为：因血壅聚的结块为癥，因气积聚的结块的为瘕。

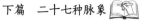

四、涩脉在寸、关、尺部位的脉证分析

1. 涩脉出现在寸部

涩脉出现在两寸部位时，有以下两种情况。

第一种情况是正常脉象。涩脉在右寸部位一般情况下不考虑为病脉。肺主气，肺为气多血少之脏，故右寸浮、涩、短的脉象为平脉。

第二种情况是非正常脉象。当涩脉在左寸部位出现时，应该考虑心脏的病变。常见病证为心气不足或心阳衰竭引起的心血瘀阻证。

（1）心悸，瘀阻心络。整体脉象：微涩结代。分部脉象：左寸关涩弦显著。

脉解：整体脉象微涩结代，微为阳虚阴弱，涩主血少滞行，结为阴寒凝聚，代是脏气衰败之象。分部脉象左寸关涩弦显著，为痰凝、血少瘀阻之征，病位在心肝。

分析判断：微、涩、结、代脉象组合出现是阳气不足和血少滞行的脉征，左寸关兼有涩弦脉象是肝气郁滞、心血瘀凝的证候。据此可以判断，该脉象是气血瘀阻心络的心悸之征，证可见心悸不安、胸闷不舒、面色晦暗、时有心痛、唇青甲紫、舌色紫暗或有瘀斑等。

（2）眩晕头痛、失眠、心悸，瘀血阻络。整体脉象：弦细兼涩。分部脉象：左寸沉涩弦显著。

脉解：整体脉象弦细兼涩，细涩血少，弦为痰凝、瘀阻、疼痛之象。分部脉象左寸沉涩弦显著，是血虚瘀阻之象，病位在心。

分析判断：弦细涩的血少瘀阻疼痛脉象，常见于瘀血内停阻滞心络的病症。左寸部位兼有明显的沉涩弦脉象，反映了因心血虚少引发的气血阻滞的病证现象，必会有心悸、眩晕等清阳受遏的症状。据此可以判断，该脉象是瘀血阻络的眩晕头痛、失眠心悸等之征，证常见眩晕、头痛、心悸、胸闷、失眠、面唇紫暗、舌暗瘀斑等表现。中医的心络瘀阻的心悸及

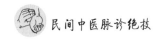

瘀血阻络的眩晕头痛等，与西医的心脑血管疾病基本一致，因此上例二证主脉微涩结代或弦细及左寸关细弦的脉象，常会出现在西医的心脑血管疾病等重症疾病中。

2. 涩脉出现在关部

涩脉出现在两关部位时，是肝胆脾胃的气机受阻的病变。左关是肝血不足血瘀内结的反映。右关是胃阴受损津液耗伤或肝脾瘀血内结的表现。

（1）癥块，血瘀内结。整体脉象：沉而兼涩。分部脉象：左关涩弦显著、两尺细弦。

脉解：整体脉象沉而兼涩，为血少而涩滞之象。分部脉象左关涩弦显著，为肝气郁结之象，两尺细弦，为血瘀于下焦腹部之征。

分析判断：沉涩是瘀血凝滞的脉象，左关涩弦显著为肝气郁结的脉象，两尺兼有细弦之脉是气血郁结下焦腹部的征兆。由此分析判断，该脉象是血瘀内结之癥块的征象，证见下腹积块、坚硬、固定不移、疼痛拒按、肌肤不润、面色晦暗、月经不调、瘀紫血块、舌边瘀紫等。此证为气滞血瘀所致，归属于中医妇科癥瘕病证范畴。

血瘀内结之癥块，对应西医的子宫肌瘤及卵巢囊肿等疾病，其证多由脏腑失调气血内乱、气血痰湿凝聚瘀结而成，血瘀为癥，气聚为瘕，临证可根据主脉沉涩、关尺细弦的脉象予以辨别。根据临床经验一般来说，癥左关尺多涩，瘕右关尺多弦，但临证也见有癥左关尺细濡、瘕右关尺细弦的重症脉象。

（2）噎膈，瘀血内结。整体脉象：细涩无力。分部脉象：双关涩弦显著。

脉解：整体脉象细涩无力，为津亏血少郁结之象。分部脉象双关涩弦显著，病位在肝胆、脾胃，弦主痰郁、气结、疼痛。

分析判断：细涩无力为血少瘀阻的脉象，双关兼有涩弦的脉象是中焦肝脾部位气机郁滞疏运不畅的脉象，涩弦脉象出现在肝胃部位即会出现气机受阻而气逆于上的病证现象。据此可以判断，该脉象是瘀血内结的噎膈之象，证可见吞咽哽噎、胸膈疼痛、便硬、黑粪、形体消瘦、肌肤甲错、舌青紫瘀斑等表现。

（3）臌胀，肝脾瘀血。整体脉象：细涩或芤。分部脉象：双关涩显著兼弦。

脉解：整体脉象细涩或芤，为气血虚少瘀滞之象。分部脉象双关涩显著兼弦脉象，病位在肝脾，为血瘀之征。

分析判断：细涩或芤的脉象是血虚血瘀的病证反映，由气血少或出血瘀阻之症所致。双关涩显著兼有弦的脉象说明气滞血瘀病在肝脾，临证见此脉象必有血瘀于肝脾的腹满胀痛的症状。由此可以判断，该脉象是肝脾瘀血的臌胀之征，该证表现为腹大坚满、脉络怒张、胁腹胀痛或如针刺、面色暗黑、舌质紫红或有瘀斑等。

以上关脉例证皆与肝脾虚弱、气滞血瘀有关，其脉证多以气虚血少瘀血阻滞的沉弦、细、涩脉象为主，这也是涩脉与其他兼脉组合出现在病证中的特点与规律。

3. 涩脉出现在尺部

涩脉在两尺部位出现时，有时其表现并不明显，因为尺部的脉象本来就比寸关部位的脉象沉细或无力。所以，有时无法形容尺部的涩脉。其实，尺部的涩脉可以包含在整体脉象的描述中。尺部涩脉有明显的，也有不明显的。无论涩脉在尺部是否明显，都是对尺部所主的肾气亏损、精气耗竭的病证的反应。

（1）闭经，肝肾不足。整体脉象：沉弱细涩。分部脉象：左关弦、涩显著，左尺细涩显著。

脉解：整体脉象沉弱细涩，是里虚血少之象。分部脉象左关涩弦，为肝血虚少瘀阻之征；左尺细涩显著的脉象，为肾阴亏损胞宫受阻血之征。

分析判断：里虚血少的沉弱细涩之脉是肝肾虚弱的主要脉象，左关兼有涩弦、左尺细涩明显说明出于胞宫的冲任二脉经血虚空，涩弦二脉在关部的出现必会有血虚血瘀的发生。由此可知，该脉象是肝肾不足经血虚少的闭经之征，证见于少女初潮较迟、体质虚弱者，症状有腰酸腿软、头晕耳鸣、小腹冷感、行经腹痛或闭经等。

（2）劳疟。整体脉象：细涩无力。分部脉象：两尺兼沉微。

脉解：整体脉象细涩无力，为气血虚少之象。分部脉象两尺沉微，病位在下焦、在肾，为两肾气阴亏损的虚危之象。

分析判断：细涩无力是气虚血弱的重症脉象，两尺沉微是肾气阴不足的脉象。气阴不足则会出现寒热时作，形体消瘦而乏力的症状。由此判断，该脉象是肾气虚损的劳疟之象，证见寒热时作、倦怠乏力、短气懒言、饮食减少、形体消瘦、面色萎黄、气虚汗出、遇劳复发等表现。

（3）产后身痛，气滞血瘀。整体脉象：沉弦而涩。分部脉象：左关两尺弦细显著。

脉解：整体脉象沉弦而涩，沉主里，弦主诸瘀，涩主血少。分部脉象左关两尺弦细显著，病位在肝肾，为肝郁血虚肾气不足之象。

分析判断：沉弦而涩气血郁滞的脉征必有身痛或腹痛之症，左关两尺兼有弦细的现象说明瘀滞在肝肾。若时逢妇人产后为病，可以判断此脉象是气滞血瘀的产后的身痛之征，该证表现为遍身疼痛或腹痛、痛而拒按、经脉青紫、恶露量少或恶露不下、舌质紫暗有瘀斑瘀点等。

（4）癃闭，痰瘀阻塞。整体脉象：沉弦细涩。分部脉象：两尺细涩显著。

脉解：整体脉象沉弦细涩，沉弦主壅结，涩弦主痰壅塞。分部脉象两尺细涩明显，病位在下焦，为痰瘀壅塞之象。

分析判断：沉弦细涩之脉从脉理上来讲为阴血虚少郁结于内的脉象，从临床意义上来讲也是阴津枯干凝结于内的脉象表现。整体脉象沉弦细涩的病机应为阴津耗损凝聚为痰，即有痰壅阻于下焦膀胱。由此判断，该脉象是痰瘀阻塞的癃闭之征，证见下焦膀胱排尿淋沥不尽或有肿物阻塞尿路、排尿如线、小腹胀满、隐隐作痛、舌色紫暗等。

（5）血虚便秘。整体脉象：细涩无力。分部脉象：右关尺细弱而涩显著。

脉解：整体脉象细涩无力，为精血虚少之象。分部脉象右关尺细弱而涩显著，为脾肾虚弱之象。

分析判断：细涩无力的脉象常见于阴血虚少的病证中，右关尺细弱而涩显著之脉是脾肾虚弱之征。由阴血虚亏或不足引起脾肾及下焦出现的症状，便会出现因肠道津液虚少以致排便干结或排便无力的症状。由此可知，该脉象是阴血不足的血虚便秘之象，该证常见面部色白、神疲、大便干硬、排泄无力、便后疲乏、舌淡苔薄等表现。

五、小结

1. 脉象指感特征

艰涩细迟，短散兼见；胸中了了，指下难辨。

2. 脉象机理分析

脏腑虚衰，营血受阻；气血虚少，营血难行。

3. 脉象主病

（1）精亏血少：精亏肾损，细涩而弱；血少心衰，细涩结代。

（2）痰食内停：痰湿内停，沉弦细涩；食伤内聚，沉缓细涩。

（3）气血壅塞：阳气虚衰，微涩结代；血痹虚证，沉微紧涩。

（4）癥瘕痞块：坚硬不移，脉弦细涩；聚散无常，脉沉缓涩。

4. 三部主病歌诀

寸涩右平左心壅，关主肝脾气涩行。

两尺精亏经带证，阴虚便秘癃闭成。

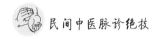

第七节　虚脉

虚脉，不实之意，以浮大虚软、空虚不实为特征，是与实脉的脉象和疾病的症状相反的脉象。据临证病理反应分析，虚脉是疾病以气虚为主的气血虚弱的脉证，是血虚弱脉病证的发展和延续。此脉象常出现在机体处于疾病初期的虚弱状态下，以及在虚弱疾病的发展过程中或恢复期间。

一、取脉方法和指感特征

以浮、中、沉方法取脉，指下感觉，轻取脉搏浮大而软弱，中取反而感觉脉搏无力，沉取指下却有空虚不实之感。这就是我要介绍的第七个脉象——虚脉。

二、脉象机理分析

虚脉是指脏腑气血虚弱或不足的脉征，而血之不足却为虚脉产生的主要原因。在血虚疾病发生初期，血与营气的比例减少，血的浓度降低、黏稠度减弱等，以致尚未虚弱的营中之气临危填充营中代血运行，故出现脉搏浮大软弱无力、沉取中空。

三、虚脉常见病证

虚脉是脏腑功能低下、血液供给不足，逐渐引发机体气血虚弱为主证的主要脉象，该脉象常见于气血不足、津精亏损引发的疾病及虚劳重症中。

1.暑气伤营

虚主伤暑，体倦神疲，烦渴尿赤，身热自汗。

夏暑季节，暑邪之气过盛，极易伤及人体之正气，主要病机为温热湿蕴之气使汗液过多、津液亏损、伤及气血，以致出现神疲、烦渴、自汗频出的暑气伤营症状，严重者会出现脏腑功能衰竭，甚至会发生昏厥、死亡。

2. 气血两亏

脉见虚弱，气血之患，倦怠乏力，久病缠绵。

气血不足是疾病初期或发展过程中的一种病证表现，同时长期的气血亏虚会导致心阳不足、肺气虚弱、肝脾失调或肾气衰弱等病证的发生，疾病易向危重症发展。

3. 虚劳诸证

虚逢诸劳，阴阳脉兼，阴虚细数，阳虚迟牢。

虚劳是脏腑虚弱或亏损所引发的慢性疾病的总称，可根据主病脏腑归纳为肺劳、肝劳、心劳、脾劳、肾劳等，主要原因是脏腑阴阳气血的长期严重失调和亏损。

四、虚脉在寸、关、尺部位的脉证分析

1. 虚脉出现在寸部

虚脉出现在两寸部位时，左寸部位多为心血虚弱或为心阳不足的病证。右寸部位多以肺气虚弱或肺虚劳病证为主。

（1）神昏，亡阴脱证。整体脉象：虚数无力。分部脉象：两寸虚细显著。

脉解：整体脉象虚数无力，为血虚内热之象。分部脉象两寸脉虚细明显，病位在上焦心肺，为虚热之象。

分析判断：虚数无力的脉象是热邪伤及营卫气阴的表现，两寸兼细而无力之脉反映出热邪致病的位置及气阴损伤的状况。两寸虚细之脉反映出真阴欲绝、阳气欲脱的征兆，亡阴重症必会出现神志不清或昏迷的症状。

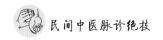

由此判断，该脉象是亡阴脱证的神昏之象，病情危急，可出现神志昏迷、汗出身热、面唇干红、手足温热、舌质红绛、苔黄燥干等症状。

（2）哮病，肺气虚弱。整体脉象：虚或细弱。分部脉象：右寸细滑脉显著。

脉解：整体脉象虚或细弱，为气血不足之脉象。分部脉象右寸细滑，说明病位在肺部，细滑多为肺部气阴凝聚的脉象。

分析判断：主脉虚或细弱、右寸细滑明显的脉象说明病位在肺部，是肺气虚弱引起的气喘痰鸣的脉象，其证必见气虚无力的痰鸣哮喘之症。由此判断，该脉象是肺气虚弱的哮病之象，该证表现多为自汗怕风、气短声低、喉中哮鸣、咳痰清稀、舌淡苔白等。

中医肺气虚弱的哮病，对应的西医疾病有支气管哮喘、慢性阻塞性肺疾病等。在临证中，哮喘初期都可见浮滑或沉滑而数的脉象，当见有整体脉象虚或细弱、分部脉象右寸兼细滑脉象显著时，此证已发展为慢性虚喘病证。

（3）虚劳，肺气虚损。整体脉象，虚弱无力。分部脉象：右寸关兼细、弱显著。

脉解：整体脉象虚弱无力，为肺气虚损之象。分部脉象右寸关细、弱显著，为虚弱在肺脾部。

分析判断：虚弱无力的脉象在右寸关明显，说明肺气已严重虚弱。气不足为虚，血不足为弱。右寸关兼有细弱脉表示肺脾虚劳、气阴俱损。由此可知，该脉象是肺气虚损的虚劳之征，该证表现为气短自汗、声音低怯、时寒时热、易于感冒、面色㿠白、舌质淡、苔薄白等。

肺气虚损的虚劳，是脾肺气机衰弱在肺部中表现的病证现象，该脉象也常见于西医的肺气肿、慢性支气管炎等疾病中。

2. 虚脉出现在关部

虚脉出现在两关时，是肝胆脾胃疏运功能低下及虚弱的病证反映。虚脉在左关出现，是肝胆疏泄及藏血功能出现了虚弱性疾病的脉象反映。右关出现虚脉，多为脾胃虚弱或阳气不足的病证脉象。

（1）血虚产后发痉。整体脉象：虚细无力。分部脉象：左关细显著、兼涩。

脉解：整体脉象虚细无力，为气血虚弱之象。分部脉象左关细涩，病位在肝，为阴血亏损之征。

分析判断：虚细无力的脉象多见于脾胃不足、气血虚弱的病证中，而左关兼有细涩的脉象常为肝血虚少的痉挛、震颤及妇科经水不足等病证的反映。临证若逢产后妇人，可以判断该脉象是血虚产后发痉之征，该证表现常为产后失血过多、面色苍白、骤然发痉、牙关紧闭、手足抽搐、舌淡红、少苔或无苔等。

（2）产后血虚腹痛。整体脉象：虚细无力，或兼弦涩。分部脉象：左寸关细显著、兼涩。

脉解：整体脉象虚细无力，为气血虚弱之象，弦涩为血虚腹痛之象。分部脉象左寸关细涩，为血虚瘀滞之征。

分析判断：脉象虚细无力是病后或产后阳气虚弱的表现，左寸关兼细涩的脉象是气血凝聚的证候反映，临证多见气血虚寒凝滞的腹痛。若逢产后妇人，则可以判断该脉象是产后血虚的腹痛之征，证可见小腹绵绵作痛喜揉喜按、恶露量少而色淡质薄、舌质淡、苔薄白等表现。

（3）嘈杂，脾胃虚弱。整体脉象：虚而无力。分部脉象：右关虚弱显著。

脉解：整体脉象虚而无力，为气虚之象。分部脉象右关虚弱，病位在脾胃。

分析判断：脾胃虚弱常见虚而无力的脉象，分部脉象右关虚弱进一步说明了虚弱在脾胃部位。脾胃虚弱病人必有胃部不适、嘈杂、吞酸或消化不良等症状。由此判断，该脉象是脾胃虚弱的嘈杂之象，证可见胃脘嘈

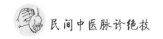

杂、口淡无味、食后脘胀、面㿠体倦、舌体淡胖、苔薄白等表现。

（4）脾虚，中气下陷。整体脉象：脉虚无力。分部脉象：右关尺虚濡无力显著。

脉解：整体脉象脉虚无力，为脏气虚弱不足之象。分部脉象右关尺虚濡无力，病位在中下焦脾肾部位，是中气不足气机升举无力之征。

分析判断：虚而无力是气虚病证的主要脉象，右关尺虚濡无力是脾肾阳虚的脉象，脾肾阳虚则中气不足，中气不足则气机升举无力，脏器即会出现随气虚而下陷等病证。由此分析判断，该脉象为脾虚的中气下陷证所致，该证病机为脾胃虚弱，中气不足，气机升举无力，以致食欲减退、体倦乏力、少气懒言、面色萎黄、头目晕眩等，常会出现慢性肠炎、痢疾、胃下垂、脱肛、子宫脱垂等病。

3. 虚脉出现在尺部

虚脉出现在两尺部位时，为肾气虚弱、下焦元气虚损的病证脉象。

（1）虚劳淋证。整体脉象：虚弱无力。分部脉象：两尺兼细微。

脉解：整体脉象虚弱无力，为气血不足之脉象。分部脉象两尺细微，病位在肾及下焦部位，为肾气已虚之象。

分析判断：虚弱之脉是久病气血虚弱的脉象，两尺兼见细微脉象为体虚肾气不足或虚劳肾伤之征。肾气不足有多种脉象表现形式，如尺部沉细无力、细弱、细涩、细濡、细微等，主要表现在与肾所主的气阴精血及水路的通泄相关的疾病中。细濡、细微二脉多与肾水通泄病证有关，今见两尺兼细微脉象，应考虑是肾气虚弱膀胱气化不利的反映，其病机与久病肾气损伤或过度劳伤肾气有关。依此可以判断，该脉象是肾气劳伤的虚劳淋证之征，该证可见排尿淋漓不尽、时作时止、遇劳即发、腰膝酸软、神疲乏力、舌淡而干、苔薄白等表现。

（2）气淋，脾肾两虚。整体脉象：虚细无力。分部脉象：两尺兼沉微。

脉解：整体脉象虚细无力，为气虚血弱之征。分部脉象两尺沉微，病位在肾，为肾阳虚弱之象。

分析判断：整体脉象虚细无力、两尺兼见沉微之脉，是阳气不足、肾气虚损的脉象表现，此脉象多与脾肾有关。脾虚则中气不足，肾虚则水路不畅，临证必见少腹坠胀、尿路失畅等症状。由此推断，该脉象是脾气不足、肾气虚弱的气淋之征，证见少腹坠胀、尿有余沥、面色㿠白、舌质色淡等。

（3）恶露不下，气血虚弱。整体脉象：虚细无力。分部脉象：双关虚弱，两尺兼细微。

脉解：整体脉象虚细无力，为气血虚弱之象。分部脉象双关虚弱为肝脾两虚之征；两尺细微为肾气已虚极、下元不足之象，病位在肾。

分析判断：主脉虚细无力、双关虚弱是肝脾两虚的脉证反应，两尺兼见细微是肾气不足、阴阳俱虚的表现。若产后妇人逢此脉象，必是因肝肾不足冲任血少以致产后恶露不下等症状。由此可知，该脉象是气血虚弱的恶露不下之象，该证临床表现有产后恶露量少色淡或滞行不下、面色苍白、心悸气短、神疲乏力、少腹隐痛、舌淡苔白等。

（4）恶露不绝，阴虚血热。整体脉象：虚细而数。分部脉象：两关虚弱，两尺兼沉细。

脉解：整体脉象虚细而数，为阴血虚之象。分部脉象两关虚弱，两尺沉细，病位在肝脾肾，为肝肾阴虚血热之象。

分析判断：脉象虚细而数为阴虚血热之象，两关虚弱是肝血虚少脾气不足之征，两尺沉细与数脉合为肾阴虚的脉象，若产后妇人有此脉必有阴虚内热迫血下行之证。由此分析判断，该脉象是产后阴虚血热的恶露不绝之征，该证可见产后恶露过期不止、量多色红、质稠臭秽、头昏目弦、潮热盗汗、舌红而干等表现。

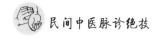

五、小结

1. 脉象指感特征

浮取形大，软弱无力；中取茫然；沉取空然。

2. 脉象机理分析

血之不足，难以充营；气之不足，营中空虚。

3. 脉象主病

（1）暑气伤营：虚主伤暑，体倦神疲，烦渴尿赤，身热自汗。

（2）气血两亏：脉见虚弱，气血之患，倦怠乏力，久病缠绵。

（3）虚劳诸证：虚逢诸劳，阴阳脉兼，阴虚细数，阳虚迟牵。

4. 三部主病歌诀

> 寸虚心弱肺气缓，关肝血亏脾虚寒。
>
> 尺部肾虚下焦证，气阴漏证劳淋绵。

第八节 实脉

实脉，不虚之意，轻、中、重取皆有力，是与虚脉相反的脉象。临证分析，实脉常出现在表实证或里实证疾病的初期，当疾病进一步向重症或危症发展时，实脉逐步向虚脉转化。

一、取脉方法和指感特征

以浮、中、沉三种方法取脉，指下感觉往来皆搏动应指而有力。也就是说，无论轻取还是重取，指下都会有实满而不空虚的感觉。这就是我要介绍的第八个脉象——实脉。

二、脉象机理分析

实脉为有形之邪的病证脉象。当有形的寒、热、痰、食之实邪壅阻了脏腑气血的正常运行，以致营中正气与实邪之气相互抗争，出现实而满、有力而不空虚的脉象。

三、实脉常见病证

1. 上焦实盛

左寸实数，心火热极；右寸实数，肺火沸腾。

上焦是心肺的居所部位，当两寸部位出现了实脉，多为上焦心肺部位发生了实邪壅聚的疾病。实脉常与数脉组合，是实热病证在上焦心肺部位的主要脉象。

2. 中焦实积

左关实弦，肝胆气壅；右关实弦，胃寒食凝。

中焦是肝胆及脾胃的所在部位，当两关部位出现了实脉，即为寒热实邪阻碍了中焦肝脾的疏运功能。实脉常会与弦、滑脉相组合，是寒热实邪积聚于中焦肝胆、脾胃病证的主要脉象。

3. 下焦实聚

左尺实滑，膀胱热结；右尺实滑，下焦火盛。

下焦为肾及膀胱的所在位置，当实脉出现在两尺部位时，是肾和膀胱的封藏和气化功能发生了障碍。临证实脉常与沉、滑、洪等脉象组合，是实热在下焦内盛至极的反映。

四、实脉在寸、关、尺部位的脉证分析

1. 实脉出现在寸部

实脉出现在两寸时，多以实热证为主的疾病发生在上焦心肺。实脉多

与数脉、滑脉等组合，以实数或实滑数的脉象出现在上焦部位的实热性病证中。

当实脉出现在左寸时，常会出现心火异常旺盛的实热病证。临证常见的心经热盛、心火下移的实热脉证。当实脉出现在右寸部位时，必会发生与肺部相关的实热性疾病。如外感风热的发热、咳嗽、咽喉疼痛及与肺部有关其他病证等。

（1）心经实热。整体脉象：洪数。分部脉象：左寸脉实。

脉解：整体脉象洪数，是机体热盛之征。分部脉象左寸脉实，为实邪在心。

分析判断：洪数之脉是五志郁而化热或外邪传变的实热证所致。左寸实脉说明主脉洪数脉象的实热证发病在心经部位，必会出现心经实热病证的表现。由此判断，该脉象是心经实热证之征，该证表现为烦躁身热或想笑、口舌生疮、面赤咽干、手心发热、小便赤黄、舌红苔黄热等。

（2）肺痈，溃脓期。整体脉象：滑数有力。分部脉象：右寸弦实。

脉解：整体脉象滑数有力，为痰热内结之象。分部脉象右寸弦实，为痰饮壅聚之征，病位在肺部。

分析判断：主脉滑数有力、右寸弦实的脉象是痰热凝聚于肺部的脉证表现，滑数弦实的脉象常见于壅遏成痈的实热病证中，而久痈必溃的弦实脉象出现在右寸部位，应考虑为肺痈。由此分析判断，该脉象可见于溃脓期的肺痈，该证表现为咳吐腐痰、痰中出现大量脓血或痰如米粥、痰腥臭异常、有时咯血、胸烦满痛，甚则气喘、不能卧息、身热面赤、舌红苔黄等。

中医的溃脓期肺痈从理论上对应西医的肺脓肿、化脓性肺炎、支气管扩张合并感染等病，滑数有力、右寸弦实的脉象，对西医相关肺病的诊断，确有重要的参考价值。

2. 实脉出现在关部

实脉出现在两关部位时，是中焦肝胆、脾胃部位出现了疏泄和运化功能失常，以腹实证为主的病证。实脉多与数脉、滑脉及弦脉等相组合，出现在中焦部位的实热性病证中。

实脉出现在左关部位所主的病证时，多为肝胆疏泄功能失常，常见郁闷不舒、头目昏花、胁腹胀痛等实证疾患。实脉出现在右关部位所主的病证时，是脾胃运化功能发生了障碍，多见脘腹胀满，饮食不化等病证。

（1）呕吐，饮食停滞。整体脉象：实滑兼数。分部脉象：左关兼弦。

脉解：整体脉象实滑兼数，为痰食内结之象。分部脉象左关弦，病位在肝胆。

分析判断：主脉实滑而数是饮食失节、痰食积聚、湿热内积之征，左关兼弦是湿阻于肝胆气机，肝气失疏必会挟胃气逆行而上，会发生呕逆之症。由此判断，该脉象是饮食停滞的呕吐之征，该证表现为饮食停滞、呕吐酸腐、嗳气厌食、吐出未化食物、吐出为快、大便秽臭、舌苔厚腻等。

（2）梅核气，肝胃失和。整体脉象：弦而沉实。分部脉象：左关弦显著、兼滑。

脉解：整体脉象弦而沉实，为肝气聚结于内之象，分部脉象左关弦滑，为痰湿凝聚、气机郁阻之象，病位在肝胆。

分析判断：主脉沉弦实、左关部位兼弦滑，是痰食湿凝及气机郁结于肝胃的脉征，临证即会出现肝胃失调的病证现象。由此可知，该脉象是肝胃失和的梅核气之象，证见咽中似有梅核阻塞、咯之不出、咽之不下、时发时止、嗳气频作、胸闷腹胀、舌质暗淡等。

梅核气，西医称为咽异感症，此症与某些肿瘤如梨状窝癌、环状软骨后癌、咽喉癌、食管癌等前期有极为相似的咽喉异物感症状，但在脉象上还是有不同之处。梨状窝癌、环状软骨后癌、咽喉癌、食管癌等皆为湿热、痰浊、瘀血凝聚而成，故多见早期右寸关部位的沉涩或数及中晚期的沉弦滑数等脉象。另外，食管癌还与家族遗传因素有关。而梅核气为情志抑郁、肝气瘀滞、痰气凝结于咽所致，病在肝脾部位，故多见沉弦实或沉细弦之脉，未曾有数脉出现，沉弦实脉多表现在两关肝脾的脉位。以上分析，可作为临证辨别诸咽喉部位异物感的脉象参考。

（3）饮食积滞。整体脉象：滑实有力。分部脉象：右关兼沉。

脉解：整体脉象滑实有力，为痰食所伤的实证之象。分部脉象右关沉，为里证，病位在脾胃。

分析判断：主脉滑实有力、右关兼沉，二脉相合为宿食的里实证之象。由此可知，该脉象是脾胃失和的饮食积滞之征，证见脘腹胀满、疼痛拒按、呕恶厌食、腹痛泄泻或大便秘结、舌苔厚腻等。

（4）暴饮，食厥。整体脉象：滑实有力。分部脉象：两关弦滑显著。

脉解：整体脉象滑实有力，为伤食脉象。分部脉象两关弦滑，病位在肝胆、脾胃，关部脉滑多为伤食之征。

分析判断：此脉象滑实有力，两关兼见明显弦滑，常见于食伤脾胃的病证。因此可以判断，该脉象是暴饮暴食所致食积内停、气机阻塞的食厥之征，病机为饥饱无常，或暴饮暴食，或饮酒无度，或饮食不节，或饮食偏嗜，以致突然昏厥、气息窒塞、脘腹胀满、舌苔厚腻等。

3. 实脉出现在尺部

实脉出现在两尺部位时，多为下焦实热内结的表现。实脉多与数脉、滑脉组合，出现在下焦部位的实热性病证中。

左尺脉实多为膀胱热结、小便闭涩。右尺脉实多为下焦热盛，见于大便燥结及经水提前等病证。

（1）癃闭，膀胱湿热。整体脉象：数而有力。分部脉象：左尺滑实。

脉解：整体脉象数而有力，为实热证。分部脉象左尺滑实，病在下焦膀胱，为湿聚壅滞之象。

分析判断：数而有力是实热病证的脉象，左尺滑实与数脉相兼，是湿热在下焦膀胱部位的体现。湿热蕴结膀胱导致气化失司，即会出现尿赤灼热、小便不利的症状。由此可以判断，该脉象是膀胱湿热的癃闭之象，证见小便不利、点滴而下，或尿量少、短赤灼热甚则不通、发热口渴，或口渴不欲饮、口苦口黏、口干不渴、小腹胀痛、舌红苔黄腻等。

（2）气淋，实证。整体脉象：沉弦有力。分部脉象：左尺弦实显著。

脉解：整体脉象沉弦有力，为里实聚积证之象。分部脉象左尺弦实显著，病位在下焦膀胱。

分析判断：主脉沉弦有力，左尺弦实明显，从脉象分析有气郁于下焦，肾气受阻膀胱气化不利，必会出现小便淋漓不畅的病证。由此判断，该脉象是肝气郁结化火郁于下焦，以致膀胱气化不利的气淋之征，证见小便淋漓涩滞、少腹满而作痛、舌苔薄白等。

（3）燥热便秘。整体脉象：滑实有力。分部脉象：右尺沉实显著。

脉解：整体脉象滑实有力，为痰食热聚之脉象。分部脉象右尺沉实，病位在下焦，为里实之象。

分析判断：脉象滑实有力是实热积聚之征，右尺沉实显著是实热积结于下焦大肠的征象。由此可以判断，该脉象为下焦实热的燥热便秘之象，证见口干口渴或有臭味、脘腹胀满、小便黄赤、大便燥结、舌苔黄燥等。

无论是寒秘还是热秘都会出现沉实有力的脉象，临证首先要辨别主脉寒热，然后再结合右尺沉实，来确定是寒秘还是热秘。

（4）月经先期，下焦实热。整体脉象：数而有力。分部脉象：右尺实滑。

脉解：整体脉象数而有力，为实热之象。分部脉象右尺实滑，为热在下焦部位。

分析判断：主脉数而有力，右尺实滑，二脉组合为下焦实滑而数的热性病证的脉象，若遇妇人经期将临，必有热迫经血先期而至的症状出现。由此可知，该脉象是下焦实热的月经先期之征，该证表现为月经提前、量

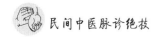

多、色紫红、质黏稠浓浊，以及心胸烦闷、大便燥结、舌红苔黄等。

以上列举的脉证多以实热性疾病释脉，在临床上以实寒病证为主的沉实弦紧的脉象亦非鲜见，应据脉识证、辨别寒热。

五、小结

1.脉象指感特征

浮中沉取，搏动有力；按之大长，指下实满。

2.脉象机理分析

实邪有形，壅填脉营；寒热积聚，迫营抗争。

3.脉象主病

（1）上焦实盛：左寸实数，心火热极；右寸实数，肺火沸腾。

（2）中焦实积：左关实弦，肝胆气壅；右关实弦，胃寒食凝。

（3）下焦实聚：左尺实滑，膀胱热结；右尺实滑，下焦火盛。

4.三部主病歌诀

> 寸实舌强咽峡肿，关失疏运气食凝。
>
> 尺部阴亏相火烈，经崩尿涩便难行。

第九节　长脉

长脉，脉体超出脉位之意，此脉象的出现有以下三种情况：一是常人的正常脉象，是脏腑气血充盛、脉络运行畅达无阻的象征；二是于五季中的春季出现，出于肝脉，故春季见长脉可考虑与季节有关，是正常的肝脉自长现象；三是机体实证病邪亢盛于内的病证反映。

一、取脉方法和指感特征

三指分别定在寸、关、尺三个部位，以浮、中、沉的取脉力度正常取脉，指下感觉脉气有余、如水浮舟，脉体长度超出或寸或尺部的正常两个边缘部位。其在临床中有两种不同的现象，应加以区别：一是常脉，其脉体两侧均超出寸尺范围，轻取或重取指下感觉舒适，脉体柔和、营中饱满、从容不迫；二是病脉，脉体长度或超出寸部，或超出尺部，或关部出现独部自长现象，轻取或重取指下感觉有异常的脉象搏动，或兼有弦、实、迟、数、洪、滑等脉象。这就是我要介绍的第九个脉象——长脉。

二、脉象机理分析

长脉与脏腑功能协调、机体活动旺盛、气血供给充沛等条件相关。在营气的强力推动作用下，气血在寸口的脉动反应区内出现超常的搏动。当外邪内侵，或实邪内生，营气强力相迎，正邪对峙相争，以致长脉形成。

三、长脉常见病证

1. 肝郁化火

脉长而弦，胁下闷满，目赤耳鸣，头痛目眩。

肝气不舒，情志不畅，久之郁火内生，可见口苦易怒、胁下满闷不舒或胀痛。因肝木风阳善行于上，常会出现头痛目眩、目赤耳鸣等症。其脉象常会有长而弦的组合形式。

2. 阳明热极

脉长洪实，阳明热盛，痰火热极，癫疾躁狂。

阳明热极证，是指足阳明胃经的实热内盛之证，临床观察，阳明胃经实热的形成主要与体质及饮食习惯有关。饮食过于辛辣、高热量的食品及酒饮，往往是产生食积痰热的阳明热证的主要原因。临证常见因痰涎壅盛

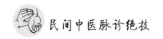

所致的癫痫、狂躁、便坚、苔黄。此脉象多以长、洪、实的组合为主，同时也是胃经实热证的主脉象。

3. 肺经实热

脉长兼数，实热咳嗽，咳损肺腑，脓痰或血。

肺经实热证又称肺经实火证，此证的形成原因是外感风热或外感风寒入里化热。高热、咽痛、咳逆、气喘或咳吐脓血等为肺经邪热炽盛的主要病证，其脉象多以长脉和数脉组合的形式出现。

4. 三焦热结

脉长大实，火郁三焦，烦渴燥热，便坚尿浊。

三焦热结证，是指脏腑实热太盛郁结于上、中、下三焦，出现燥热烦渴、便坚尿浊等症状，其脉象常以长脉和实脉组合的形式出现。

四、长脉在寸、关、尺部位的脉证分析

1. 长脉出现在寸部

长脉出现在两寸部位时，常见于风邪犯肺或痰火扰心的上焦实热性病证。

（1）咳嗽，风热犯肺。整体脉象：浮而滑数。分部脉象：右寸浮显著、兼长。

脉解：整体脉象浮而滑数，为风热之脉象。分部脉象右寸浮长，病位在肺，浮为表证，长为壮热。

分析判断：主脉象浮而滑数、右寸浮长过位是风热袭肺痰热内盛之征。由此判断，该脉象是风热犯肺的咳嗽之征，证见咳嗽频剧、气粗或喘、喉燥咽痛、咯痰不爽、痰黏稠色黄、舌红少津、苔黄薄干等表现。

（2）癫狂，痰火上扰。整体脉象：弦长滑数。分部脉象：左寸弦洪、左关弦滑显著。

脉解：整体脉象弦长滑数，为痰热之象。分部脉象左寸弦洪、左关弦

滑，病在心肝，为痰火热盛之象。

分析判断：弦长滑数的脉象是痰火热盛的表现，左寸弦洪、左关脉弦滑是心肝热极之征，痰火上扰其症必狂。由此判断，该脉象为痰火上扰的癫狂之征，表现为性情急躁、两目怒视、面红目赤、突然狂乱、行为无知、毁物伤人、不食不眠、舌绛红、苔黄腻等。

中医的痰火上扰之癫狂，与西医的周期性精神病类似，因此在治疗周期性精神病时可以参考癫狂的脉象。

2. 长脉出现在关部

长脉出现在两关时，常为中焦疏运功能异常，以致发生实热性疾病。

（1）积聚，食滞痰阻。整体脉象：弦滑有力。分部脉象：两关兼长。

脉解：整体脉象弦滑有力，为痰食阻滞之象。分部脉象两关兼长，为实热壅盛之征，病位在肝胆、脾胃。

分析判断：脉象弦滑有力、两关兼长是痰食积聚、热盛瘀阻于肝脾之征，见此脉必有疼痛的症状出现。由此可以判断，该脉象是食滞痰阻的积聚之象，该证临床表现有腹胀或痛、便秘、纳呆、时腹聚积似条状物（重按痛甚）、舌苔厚腻等。

（2）咳嗽，肝火犯肺。整体脉象：弦数有力。分部脉象：左关弦长显著。

脉解：整体脉象弦数有力，为郁热之象。分部脉象左关弦长，病位在中焦，为肝经实火之象。

分析判断：主脉弦数有力、左关弦长显著是肝火亢盛的脉象表现，木火刑金即会出现胸胁胀痛、咳嗽气逆等症状。由此分析判断，该脉象是肝火犯肺的咳嗽之征，证见咳嗽气逆、咳则阵作痰咯难出或痰中带血、胸胁胀痛、口苦咽干、目赤易怒、舌苔薄黄而干等。

3. 长脉出现在尺部

长脉在两尺部位出现时，多为下焦证的实热性疾病，症状可见烦热燥

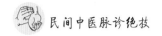

渴、气喘汗出、二便俱实、血尿重症等。

（1）癃闭，肺热壅盛。整体脉象：数而有力。分部脉象：右寸尺兼长。

脉解：整体脉象数而有力，为实热之脉征。分部脉象右寸尺长，为三焦实热之脉象。

分析判断：主脉象数而有力、右寸尺部位脉长，是实热病证在三焦的表现，上焦为热所壅、中焦为热所结、下焦为热所闭，必会出现肺肾水道通调失司的现象。由此判断，该脉象是肺热壅盛的癃闭之征，证见小便涓滴甚则不通、咽干烦渴、呼吸短促甚或咳嗽、舌红苔黄等。

（2）相火亢盛，头晕耳鸣。整体脉象：沉数有力。分部脉象：两尺沉长显著。

脉解：整体脉象沉数有力，是里热之脉象。分部脉象两尺沉长，病在下焦，是相火亢盛的脉象。

分析判断：主脉沉数有力、两尺沉长显著的脉象，是肾阴不足相火亢盛的表现，相火亢盛必会出现头晕耳鸣的症状。由此可以判断，该脉象是相火亢盛的头晕耳鸣之象，证见头晕耳鸣、两目昏花、手足心热、心烦气躁、大便秘结、小便赤黄、舌红苔黄等。

中医相火亢盛的头晕耳鸣症状常表现在西医的高血压、低血压、梅尼埃病、脑动脉硬化等疾病中，实践证明这些疾病皆与肾阴不足、相火亢盛的病机有关，常可见到沉数有力或两尺沉长的脉象。

五、小结

1. 脉象指感特征

脉体长长，越过寸尺；指下有余，如水浮舟。

2. 脉象机理分析

正气旺盛，实邪内扰；正邪相争，斯搏而成。

3.脉象主病

（1）肝郁化火：脉长而弦，胁下闷满，目赤耳鸣，头痛目眩。

（2）阳明热极：脉长洪实，阳明热盛，痰火热极，癫疾躁狂。

（3）肺经实热：脉长兼数，实热咳嗽，咳损肺腑，脓痰或血。

（4）三焦热结：脉长大实，火郁三焦，烦渴燥热，便坚尿浊。

4.三部主病歌诀

> 寸长上焦实热盛，关为中焦痰火生。
>
> 尺部下焦燃相火，头昏耳鸣目不清。

第十节　短脉

短脉，脉体长度短于正常脉位之意，是与长脉的脉理及病理相反的脉象。此脉象的出现有以下两种情况：一是短脉对应于五季中的秋季，出于肺脉，故秋季脉见浮涩短脉应考虑与季节有关，是肺脉自短的正常现象；二是脏气不足、正气虚弱的现象，常为脏腑功能低下、气血不足等虚弱性病证的反映。

一、取脉方法和指感特征

以三指在寸关尺三部位正常定位取脉，指下感觉脉体长度明显短于正常体位，上不过寸或下不达尺，关部气血涌动弱。这就是我要介绍的第十个脉象——短脉。

二、脉象机理分析

短脉与脏腑功能活动低下、营血供给不足、营气虚弱、血运不畅等有关。心肺虚弱，上不达寸；肾气不足，尺下难寻。脏腑功能受损，气血不

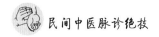

足,致使寸口脉动无力。脉气不能通达上下,营气不足以充盈寸尺。当病邪内侵,或邪从内生,以致正邪相峙时,营气无力与病邪相搏,故短脉形成。

三、短脉常见病证

1. 阳气虚衰

阳气不输,脉短无力,脏腑虚寒,四肢厥逆。

久病阳气不足,营气无力鼓动血液运行,气血无以充达四末,形寒逆冷。脏腑虚寒、阳气虚衰者,可见短而无力的脉象。

2. 失血重症

失血重症,脉短涩微,面色失荣,气血难行。

诸出血之证,其气必伤,气虚帅血运行无能,难以上行荣面、下达四肢,常现气血虚少、血脉难行的短脉兼涩微的脉象。

3. 心痛气结

气血滞行,脉短细涩,胸闷心痛,怔忡心悸。

心气虚弱,气血滞行,营中气血运行不畅,以致胸闷心痛、怔忡心悸者,常会有短而细涩气虚血少的脉象。

四、短脉在寸、尺部位的脉证分析

由于短脉特征主要表现在寸或尺部的不足现象,不存在关部短脉的现象,因此在本节中只讨论短脉在寸及尺部的病脉现象。

1. 短脉出现在寸部

当短脉在两寸部位出现时,主要是由肺气不足或心血虚少引起的。当左寸出现短脉时,会出现心气不足或心血虚少的心悸头晕等症状。当右寸出现短脉时,会出现肺气不足的神疲、乏力、气短作喘或气虚头隐隐作痛等症状。

（1）心悸，气血两亏。整体脉象：沉细或弱。分部脉象：左寸兼短脉。

脉解：整体脉象沉细或弱，沉主里，沉细或弱皆为气血虚少之脉象。分部脉象左寸短脉，病位在心，为心之气血不足或亏虚的主要特征。

分析判断：沉细弱脉象是脏腑气虚血少的脉征，左寸兼短脉是心脉出现了气血亏损的脉证表现，病人必然会有因气血虚少所致的心悸症状。由此判断，该脉象是气血亏损的心悸之象，该证表现为心悸不安、面色苍白、气短胸闷、神疲乏力、舌色淡、苔薄白等。

西医的缺铁性贫血与气血两亏的心悸相似，常见有体弱乏力伴心悸、眩晕、头痛、呼吸困难等，可以参考中医脉诊中的沉细而弱、左寸短脉的脉象进行分析判断，定性治疗。

（2）眩晕，气血虚亏。整体脉象：沉细而弱。分部脉象：左寸短细显著。

脉解：整体脉象沉细而弱，沉主里，细弱为气血虚弱之象。分部脉象左寸短细，病位在心。

分析判断：主脉出现沉细弱脉，又见左寸部出现短脉，说明气血虚弱到血脉难充心营的地步。气虚清阳不升，血少脑失所养，必会出现头目晕眩的症状。由此分析判断，该脉象是气血虚亏的眩晕之征，证可见心血不足、眩晕乏力、动则加剧、劳累即发、面色㿠白、唇甲不华、舌淡苔白等血虚症状。

（3）喘证，肺脾气虚。整体脉象：沉细无力。分部脉象：右寸短且右关虚弱。

脉解：整体脉象沉细无力，沉主里，细主气血虚弱。分部脉象右寸短且右关虚弱，病位在肺脾，为肺脾虚弱之象。

分析判断：主脉象沉细或弱是脏气不足的脉象，右寸关脉虚弱是肺脾气机虚弱的表现，肺脾气虚即会出现气虚无力或动则虚喘的症状。由此可

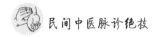

以判断，该脉象是肺脾气虚的虚喘之征，证常见气喘、气短、动则喘甚、自汗畏风、隐隐头痛、食少乏力、面色不华、舌淡苔白等症状。

2. 短脉出现在尺部

2. 当短脉在两尺出现时，其主要表现为以肾气虚弱为主的一系列病证。短脉出现在左尺时，会出现肾阴不足所致的症状，如头晕、耳鸣耳聋、闭经、遗精、尿涩、便秘等。短脉出现在右尺时，会出现肾阳虚弱的症状，如少腹冷痛、痛经、精冷、便溏、尿失禁等。当两尺部位出现短脉时，除上述症状外，还会出现腰酸腿软、颈项疼痛等症状。

（1）遗精，肾虚精关不固。整体脉象：细数无力。分部脉象：左尺脉短。

脉解：整体脉象细数无力，为阴亏虚热之象。分部脉象左尺短，病在肾阴。

分析判断：整体脉象细数无力、左尺短脉现象为肾阴不足、虚火内盛之象。热入冲任，妇人经血妄行；热扰精室，男子梦交遗精。临证男子逢此脉象可以判断是由肾虚精关不固的遗精所致，该证表现为腰膝酸软、咽干、心烦、眩晕、耳鸣、遗精、盗汗、舌红苔薄、舌心裂纹等。

（2）肾虚淋证。整体脉象：细弱无力。分部脉象：两尺短脉，左尺显著。

脉解：整体脉象细弱无力，为气虚血弱脉象。分部脉象两尺细短，病在肾，为气阴两虚之象。

分析判断：脉象细弱无力、两尺短脉、左尺显著，明显为肾之气阴两虚的脉象，阴虚肾阴耗损，气虚膀胱不利，临证若逢此脉必见尿淋如脂、涩痛。由此判断，该脉象是肾虚的淋证之象，肾之气阴两虚反复发作，表现为淋出如脂、小便涩痛、形体消瘦、头昏无力、腰膝酸软、舌淡苔腻等。

（3）精冷腹寒，命门火衰。整体脉象：沉细或迟。分部脉象：右尺兼短微。

脉解：整体脉象沉细或迟，沉主里，细迟为虚寒。分部脉象右尺短微，病位在肾，为肾阳不足之象。

分析判断：脉象沉细或迟、右尺脉兼短微，无疑为肾气虚寒、命门火衰之脉象，必会出现女子经冷痛闭、男子尿冷精寒。若男子为病，由此脉象可以判断是由命门火衰的精冷腹寒所致，证见为形寒肢冷、阳痿早泄、夜尿频多或尿少浮肿、尿色清白、舌淡嫩、苔白滑等。

（4）痛经，肾阳不足。整体脉象：沉细无力。分部脉象：右尺兼短微。

脉解：整体脉象沉细无力，为里虚之象。分部脉象右尺短微，病位在肾，为肾阳不足之象。

分析判断：主脉象沉细无力、右尺兼短微，是肾阳之气虚弱不能达位之征，会见有肾阳不足的经冷、精寒的症状。临证若逢女子沉细无力、右尺短微的脉象，可以判断是由肾阳不足的痛经所致，证常见经期小腹冷痛、喜温喜按、得热则舒、色淡量少、腰腿酸软、颈项疼痛、舌质淡胖、舌苔薄白或有齿痕等阳气不足的症状。

五、小结

1. 脉象指感特征

脉位不足，寸尺短见，或寸或尺，关中弱然。

2. 脉象机理分析

心肺虚弱，脉不达寸；肾气不足，尺部难寻。

3. 脉象主病

（1）阳气虚衰：阳气不输，脉短无力，脏腑虚寒，四肢厥逆。

（2）失血重症：失血重症，脉短涩微，面色失荣，气血难行。

（3）心气郁结：气血滞行，脉短细涩，胸闷心痛，怔忡心悸。

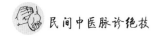
4.三部主病歌诀

> 寸短心悸喘头痛，关短不在情理中。

> 尺短肾虚腰腹症，遗精经闭颈项疼。

第十一节　洪脉

洪脉，脉来如洪，脉体波大而悠长之意。洪脉出现的第一种情况是常脉，五季中的夏季与之相对应，即夏日热盛至极之气可引起洪脉。而夏季五行与心火相对应。心主血脉，心阳之气受夏季阳气充养而旺盛，以保障脏腑功能活动的正常运行。古人讲"夏脉如钩"，钩即指洪，故夏季脉象偏于洪盛应考虑与季节有关。第二种情况是热性病证的脉象，是机体热邪过于亢盛、阴虚阳亢的象征。阳亢至极，阴必大伤，阴伤无以抑制亢阳，由此出现阳乘阴、虚火行的病证。

一、取脉方法和指感特征

寸、关、尺三部定位取脉，指下感觉脉体波段悠长，来盛去衰，来势似乎汹涌有力，去势又骤然下滑，有空陷无力的感觉。这就是我要介绍的第十一个脉象——洪脉。

二、脉象机理分析

洪脉的产生，主要是由于阳热亢盛或阴虚至极，虚阳营行以致血热沸腾。营中气血在热邪的内扰下，迫使营气扩张脉道以适应邪热之妄行，营血在充盈的营气推过后，血波虽去而气仍有余力以空行，故出现来盛去衰，骤然下滑，又似空陷无力。

三、洪脉常见病证

1. 阳明实热

阳明热盛，洪大有力；身热躁狂，烦渴汗证。

阳明实热证，以身大热、大汗出、大烦渴、脉洪大等四大症状为主的实热性病证，临证常见身热面赤、大汗淋漓，故渴而欲饮、脉象以洪大为主。

2. 热毒疮痈

脉洪大数，疮痈肿毒；热结气血，肉腐脓成。

热毒内盛郁结于腠理，血热不散以致疮痈生成或肠痈溃败，气血蕴结以致血肉败腐而化为脓，皆可见洪大有力的脉象。

3. 虚劳热结

虚劳失血，久泻常细；阴虚阳乘，脉洪无力。

虚劳、失血、久泻之证理应脉来细小或虚弱，若反见洪大无力之脉，为脉证不符。这种现象是正虚邪盛以致虚火妄动的异常病证反应，也是古人所说的"阴虚阳乘"。《黄帝内经》说"大则病进"（大为洪脉别称）即指此意。

4. 虫积腹痛

虫扰气乱，聚散无常；虫动脉洪，虫静脉安。

蛔虫腹痛证，可见洪脉。随虫动、虫静的状态变化，脉象也会发生时洪或时常的脉象变化，即虫聚而动时脉象会出现洪脉，虫散而静时脉象又会暂时恢复常态。聚动腹痛、散静腹安，是虫积腹痛的主要特点。

四、洪脉在寸、关、尺部位的脉证分析

1. 洪脉出现在寸部

洪脉出现在两寸时，多为实热性疾病发生在心肺。当洪脉在右寸出现

时，多为痰积宿食滞留蕴郁于内，久之肺胃热盛而痰火内生，可见烦渴多饮、口干舌燥的上焦热盛症状，或见咳喘气逆等实热性症状。当左寸部位出现洪脉时，是为肺胃热盛，热邪循经传递引发心肝之热证，常见口苦、心烦、口舌生疮、目赤头痛等心火上炎的症状。

（1）消渴，肺热津伤。整体脉象：洪数有力。分部脉象：右寸关兼滑。

脉解：整体脉象洪数有力，为火热炽盛之象。分部脉象右寸关兼滑，病位在上焦肺的部位，与洪数脉相兼，为热炽亢盛之象。

分析判断：主脉象洪数有力、右寸关兼滑是中上焦肺胃炽盛之征，同时也是消渴病初期肺胃同病的主要脉象，临证必见火烈阴竭的烦渴尿频之症。由此可知，该脉象是肺热津伤的消渴之征，该证常见烦渴多饮、口干舌燥、尿频量多、舌尖边红、苔薄黄等表现。消渴，西医称之为糖尿病，中医常称之为三消，即：肺热津伤型为上消，脉象常见洪数有力，右寸兼滑；胃热消谷善饥型为中消，脉象常见滑实有力，右关兼弦；肾阴亏损虚热尿频量多型为下消，脉象多见沉细数，两尺兼弱或濡微。

（2）口舌生疮，心火旺盛。整体脉象：洪数而滑。分部脉象：左寸关兼弦。

脉解：整体脉象洪数而滑，为热邪亢盛之象。分部脉象左寸关弦，病在心肝部位，与洪数脉象组合为心肝热极之征。

分析判断：整体脉象洪数而滑、左寸关兼弦的脉象，确定了热在心肝的发病位置。火性炎上，必有心火上炎的口舌生疮症状出现。见此脉象可以判断为心火旺盛的口舌生疮之征，证可见心胸烦热、口苦目赤、小便赤短、大便秘结、口舌生疮、舌苔黄厚干燥等。

2.洪脉出现在关部

洪脉在两关部位出现时，是肝胆及胃出现了与实热或虚热相关的疾病。当洪脉在左关部位出现时，是肝火亢盛所致的实热性疾病的脉象，临证常见胁肋胀痛、眩晕目赤、口苦易怒、心烦失眠等肝胆热证。当洪脉在右关部位出现时，是胃阴亏损、阴虚火旺的病证反应，临证常见胃部灼热、面赤心烦、口渴唇干、牙龈出血、脘腹胀满、恶心呕吐、食少纳呆等表现。

（1）眩晕，肝火亢盛。整体脉象：弦数有力。分部脉象：左关兼洪实。

脉解：整体脉象弦数有力，弦主肝脉，数主热证，此为肝阳亢盛之象。分部脉象左关洪实，病在肝胆部位，为火热旺盛之征。

分析判断：主脉象弦数有力、左关兼有洪实，反映出热在肝胆。肝火善动随经上行，必会出现头昏目眩的症状。依此可以判断，该脉象是肝火亢盛的眩晕之征，证可见眩晕头涨、心烦失眠、口苦胁胀、面时潮红、急躁易怒、舌红苔黄等。

（2）齿衄，胃火炽盛。整体脉象：洪数有力。分部脉象：右关兼滑实。

脉解：整体脉象洪数有力，为津亏内热之象。分部脉象右关滑实，为痰食积聚之征，病在胃部。

分析判断：主脉洪数有力、右关兼有滑实的实热脉象，说明热在脾胃。脾为阴脏多虚、胃为阳腑多实，若见洪数而右关滑实的实热脉象，其病必在胃腑，且胃火循经上行环口入齿必见唇干齿衄。依此分析，该脉象是由胃火炽盛的齿衄证所致，证可见胃部灼热、烦渴、唇干、齿衄、口臭、舌红苔黄等表现。

3. 洪脉出现在尺部

洪脉出现在两尺时，常见于肾阴虚损、阴虚火旺为主的病证中。洪脉在左尺部位出现时，是肾阴虚损、虚火旺盛之象，常见热淋尿频、经漏、血尿腰痛、下肢肿痛等。右尺部位见洪脉时，多见少腹胀满、腰膝酸痛、大便燥结、尿血、淋浊等。

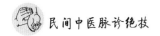

（1）经漏，阳盛伤阴。整体脉象：洪数有力。分部脉象：左尺洪滑显著。

脉解：整体脉象洪数有力，为火热亢盛之象。分部脉象左尺洪滑，病位在下焦，为肾阴亏损、阴火亢盛之象。

分析判断：主脉洪数有力、左尺洪滑明显，是热在下焦，下焦热盛伤及真阴，男子热扰精室必遗，女子热扰冲任必漏。临证若逢妇人见此脉象，可以判断是阳盛伤阴动血的经漏之征，表现为腰酸、腰痛、非时经血来临或淋漓日久不净、经色深红质稠、烦热口渴、大便秘结、小便黄赤、舌红苔黄等。

（2）内伤发热，热邪伤阴。整体脉象：脉来洪数。分部脉象：右尺兼沉实。

脉解：整体脉象洪数，是邪热盛极的象征。分部脉象右尺沉实，为病位在肾脉命门及大肠部位，是热邪在下焦的表现。

分析判断：右尺之脉多虚或沉细，沉实而洪的脉象不多见，但多出现在中下焦的重症或恶性病变中。主脉洪数，且右尺兼沉实，可以判断热证在下焦，此脉象是内伤发热之象，证常见颧红盗汗、大便干结、尿频、尿赤或血尿等症。

主脉洪数（或洪滑数）与右尺沉实的脉象，是热性或恶性重危疾病在发生和发展过程中常见的脉象，特别是在中下焦部位脏器的恶性病变中，常有该脉象出现。

五、小结

1.脉象指感特征

汹涌澎拜，来势洪盛，指下饱满，去骤滑陷。

2.脉象机理分析

阳盛火亢，热行营张；营气有余，血去空然。

3.脉象主病

（1）阳明实热：阳明热盛，洪大有力；身热躁狂，烦渴汗证。

（2）热毒疮痈：脉洪大数，疮痛肿毒；热结气血，肉腐脓成。

（3）虚劳热结：虚劳失血，久泻常细；阴虚阳乘，脉洪无力。

（4）虫积腹痛：虫扰气乱，聚散无常；虫动脉洪，虫静脉安。

4.三部主病歌诀

> 寸洪邪热心肺急，关主胃炽肝火聚。
>
> 尺部阴伤腰酸痛，便秘尿频赤涩淋。

第十二节　细脉

细脉，脉状细小之意，其特征是脉体较其他脉体略窄小些，是脏腑气血虚少的主要脉象之一。细脉与洪脉是两种相反的脉象。洪脉是以脉来如洪、脉体波大而悠长、机体热邪过于亢盛、阴虚阳亢为特征的脉象。细脉是以脉体细小而窄、脏腑功能活动低下，以致阳气不足、阴血虚少为特点的脉象。虚弱病脉中的虚脉是脏腑气虚的脉象，弱脉是血虚的脉象，而细脉既是脏腑阳气虚弱又是阴血亏虚的气血两虚的脉象。

一、取脉方法和指感特征

三指定位寸、关、尺，以浮、中、沉诊脉方法正常取脉，指下感觉如细丝线、端直而柔软、不曾间断、至数清晰的细弱脉搏在跳动。《脉经》说："细脉，而常有，细而耎，若丝线之应指。"这就是我要介绍的第十二个脉象——细脉。

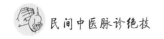

二、脉象机理分析

细脉的出现，是与脏腑功能虚弱、营中气血虚少以致难以充盈血路有关。营气不足血路自然内收使其脉道变细，以此来适应营中虚少的气血维持正常运行，故脉来可见如丝似线而至数清晰的现象。

三、细脉常见病证

1.气血虚弱

脉细而软，沉浮皆见，倦怠乏力，动则虚汗。

气血两虚之证，常见心悸气短、语言无力、神疲倦怠、肢体乏力、动辄汗出、失眠健忘、饮食无味、面部萎黄、舌瘦少苔、脉来细软无力等。

2.阴血亏虚

脉细而数，虚热盗汗，形羸颧红，久虚沉见。

阴血亏虚之证，多见头晕目眩、心悸失眠、形体消羸、肢体麻木、面色无华、颧红目涩或目赤、虚热盗汗、舌红苔少、脉细而数。日久还会见到细脉与沉、数二脉相组合，出现沉细而数的阴虚内热之脉象。

3.虚寒泄痢

脉细而濡，及尺细微，下元虚冷，洞泄痢寒。

泄痢在此条讲解意为泄泻与痢疾，并非单指泄泻。此证泄与痢病位在脾肾，脾阳不足肾阳虚冷，是虚寒泄泻和痢疾的主要原因。泄痢清冷、腹部隐痛、形寒神疲、四肢不温、舌淡苔白、脉沉细或濡细或细弱，是虚寒泄痢的主要表现。

4.虚寒咳嗽

脉细而弱，久咳弦现，畏寒喜暖，咳吐冷痰。

虚寒咳嗽属于内伤咳嗽范畴，此证多与肺、脾及肾气虚弱等病证有关，常见咳嗽气短、声低无力、痰白清稀、形寒乏力、舌淡苔白、脉沉细无力等。

四、细脉在寸、关、尺部位的脉证分析

1. 细脉出现在寸部

细脉在两寸部位出现时，是心肺阳气虚弱和阴血虚少的脉象反应。当细脉或与数脉等组合出现在左寸部位时，是心的气血已经虚少或出现了严重的心阴亏损现象，可见心悸怔忡、神志不安、睡眠障碍、神疲倦怠、肢体麻木、虚烦、潮热盗汗等。细脉在右寸部位出现时，是肺出现阳气不足或阴津虚损的脉象，常见肺气不足、咳逆气短、痰中夹血、声嘶失音、自汗或盗汗等气阴两虚的症状。

（1）心悸，阴虚火旺。整体脉象：细数无力。分部脉象：左寸沉细显著。

脉解：整体脉象细数无力，细是血虚、数是热证，细数为阴虚内热之象。分部脉象，左寸沉细，病位在心，沉细数三脉组合为阴虚内热之象。

分析判断：主脉细数无力、左寸部沉细明显是心阴不足的脉象特征，此脉象的出现说明病人必会有虚热、心悸不宁的症状。依此可以判断，该脉象是阴虚火旺的心悸之征，证常见心悸不宁、虚烦少寐、头痛目眩、手足心热、耳鸣腰酸、潮热盗汗、舌红少津、苔薄黄等。

（2）咳嗽，肺气虚寒。整体脉象：沉细无力。分部脉象：右寸虚弱。

脉解：整体脉象沉细无力，为阳气虚弱的脉象。分部脉象右寸虚弱，病位在肺部，为肺气不足之象。

分析判断：主脉象沉细无力而右寸部出现虚弱脉象，必会见到右寸部虚弱脉象所主的肺气不足的咳嗽气短无力的症状，因沉细无力及虚弱脉象为虚寒之象。由此可以判断，该脉象是肺气虚寒的咳嗽之征，该证表现为咳嗽气短、声低无力、痰白清稀、神疲乏力、面色苍白、畏风自汗、舌淡苔白等。

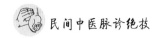

（3）肺痿，肺阴亏损。整体脉象：细或细数。分部脉象：右寸细弱显著。

脉解：整体脉象细或细数，细数脉象为虚热脉象。分部脉象右寸细弱显著，病位在肺，为肺阴不足之象。

分析判断：主脉象细或细数，右寸部有明显的细弱脉象，是外部热邪或内部实热病证长期损伤肺阴的表现。此脉象是肺阴亏损的肺痿之象，该证常见干咳少痰、时痰带血（如丝如点、血色鲜红）、手足心热、虚热盗汗、口干咽燥、胸闷隐痛、舌淡少苔等。

2. 细脉出现在关部

细脉出现在两关部位，是肝脾两虚的主要脉象特征。

细脉出现在左关部位，是肝血虚少的脉象反应，临床常见肢体麻木、关节屈伸不利、妇人月经量少色淡、痛经等症状。细脉出现在右关部位，是寒邪或肾阳不足引起脾胃阳气虚弱的主要脉象，临床常见脾胃虚弱、痞满胀痛、体倦肢冷、气虚无力等症状。

（1）肢体麻木，血虚不荣。整体脉象：细而无力。分部脉象，左关细涩显著。

脉解：整体脉象细而无力，为气血虚弱的脉象。分部脉象左关细涩，说明病位在肝，是肝脉血虚阻滞之象。

分析判断：主脉象细而无力、左关脉象细涩，很明显是肝血少的脉征。肝脉主筋，其华在甲，肝血虚少必见血不荣筋甲或肢体麻木等症状。由此分析判断，该脉象是血虚不荣的肢体麻木之征，证常见手足麻木、形瘦苍色、面部无华、心悸失眠、头目不清、爪甲不荣、舌淡少苔等。

（2）月经过少，血虚。整体脉象：细而无力。分部脉象：左关细弱显著。

脉解：整体脉象细而无力，为气虚血弱之脉象。分部脉象左关细弱显著，病位在肝胆部位，细弱脉为肝血虚少之脉征。

分析判断：主脉象细而无力、左关部位脉细弱明显，是血虚冲任不足的脉象，妇人出现此脉必为经少或后至。据此可以判断，该脉象是血虚的月经过少之征，该证表现为行经量少点滴即净、色淡质稀、头晕目眩、心悸失眠、面色萎黄、小腹空坠、舌质淡、苔薄白等。

（3）臌胀，脾肾阳虚。整体脉象：沉细无力。分部脉象：右关尺细微显著。

脉解：整体脉象沉细无力，沉主里，细为阳气及阴血不足。分部脉象右关尺细微，病位在脾肾，为脾肾阳气虚弱之脉象。

分析判断：主脉象沉细而无力、右关尺部位脉细微明显，此脉象与脾肾阳虚有关。脾肾阳气不足，甚至肾阳极度虚弱，必见阴寒凝滞的腹部虚冷胀痛或肢冷便寒的症状。由此判断，该脉象是脾肾阳虚的臌胀之征，该证表现为腹胀不舒、朝宽暮急、面色苍白、怯寒肢冷、下肢浮肿、重症则一身皆肿、小便不利、舌质胖、舌色淡紫等。

（4）痿证，脾胃虚弱。整体脉象：细弱无力。分部脉象：右关尺兼濡。

脉解：整体脉象细弱无力，为血虚气弱之脉象。分部脉象右关尺濡弱，病位在脾胃，为脾胃阳虚气弱之脉象。

分析判断：主脉象细弱无力为气血不足，右关尺濡弱为脾肾阳气虚弱，反映脾胃气机严重虚损，必会有腹胀便溏、肢体痿软无力的虚弱症状。依此判断，该脉象是脾胃虚弱的痿证之征，该证表现常为腹胀便溏、食少无力、肢体痿软、少气懒言，逐渐加重后出现肌肉萎缩、面色无华、舌淡苔白等。

3. 细脉出现在尺部

细脉在两尺部位出现时，是肾气不足、阴精虚损的脉象反映。当左尺部位出现细脉时，常见肾阴不足的男子遗精及女子经血带下等病。当右尺部位出现细脉时，常见肾阳不足、肾气虚损的虚寒下痢、腰酸腿冷、下肢

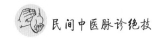

水肿、阳痿早泄、妇科虚寒等病症。

（1）滑精，肾虚滑脱、精关不闭。整体脉象：细数无力。分部脉象：左尺沉细显著。

脉解：整体脉象细数无力，为虚热之象。分部脉象左尺沉细显著，病位在肾，为肾阴不足的脉象。

分析判断：主脉象细数无力，左尺沉细显著，二脉组合为阴虚火旺的肾虚热之象。男子出现此脉，必会出现热扰精室、精关不闭的肾虚遗精。由此判断，该脉象是肾虚滑脱、精关不闭的滑精之象，该证表现常为梦遗或滑精频作、腰膝酸软、咽干心烦、眩晕耳鸣、形羸颧红、失眠健忘、盗汗、舌红少苔等。

（2）五色带，阴虚。整体脉象：细数无力。分部脉象：左关兼弦涩，两尺濡细显著。

脉解：整体脉象细数无力，为脏腑虚热之象。分部脉象左关弦涩、两尺濡细，为肝肾阴虚及下焦湿热之象。

分析判断：主脉象细数无力、左关弦涩的脉象，反映了因肝血虚少出现了虚火旺盛的虚热症状，而两尺兼濡细的脉象却反映了虚热病证在下焦。男子因虚热扰动精室必见梦遗，而女子热入胞宫必漏，因两尺见濡细湿濡之脉必有赤带淋下之症。若逢妇人为病，由此可以判断，该脉象是肾阴虚热的五色带之象，证见带下色杂、气味恶臭、小腹疼痛、发热难退、午后潮热、舌红苔黄。

（3）虚寒下痢。整体脉象：沉细而弱。分部脉象：右尺细微显著。

脉解：整体脉象沉细而弱，为里虚弱之脉象。分部脉象右尺细微，病位在右肾阳部位，为阳气微弱之象。

分析判断：主脉象沉细而弱、右尺部位细微的脉象明显，据此分析是肾虚下焦虚寒的病证反映。下焦虚冷必有尿冷便寒、四肢不温的现象，考虑沉细而弱、右尺部细微的脉象，应是久病沉疴的泻下之症所致。依此推论该脉象是下焦虚寒的下痢之征，该证表现为下痢稀薄、滑脱不禁、食少神疲、四肢不温、舌淡苔白等。

（4）阳痿，精亏火衰。整体脉象：沉细无力。分部脉象：两尺兼见细微脉象较为显著。

脉解：整体脉象沉细无力，为里虚之象。分部脉象两尺细微，病位在肾，为阴阳俱虚之脉象。

分析判断：主脉象沉细无力、两尺兼见细微的脉象，与（3）脉象相似，但不同的是，此脉是两尺细微。两尺细微的脉象是（左尺）真阴、（右尺）真阳的内损所致。由此脉理推论，该脉象是精亏火衰的阳痿之征，该证表现为阳事痿弱、精薄清冷、头目眩晕、面色㿠白、腰膝酸软、舌质淡白等。

（5）经水不调，肾气虚弱。整体脉象：虚弱无力。分部脉象：右尺细弱。

脉解：整体脉象虚弱无力，为气虚血弱之脉象。分部脉象右尺细弱，肾气不足、经血虚少之征。

分析判断：主脉象虚弱无力、右尺部位脉来细弱，是气血虚少、肾气虚弱的脉象，此脉象必有男子精亏、女子经血虚少经水不调的症状。女子若有此脉象，可以判断是由肾气虚弱的经水不调所致，该证表现为经期紊乱、来无定期、量少色淡、腰酸腿软、小腹寒凉坠胀、舌淡、苔薄白等。

五、小结

1. 脉象指感特征

细微如丝，直线而软，轻柔如缎，至数可见。

2. 脉象机理分析

阳气不足，营脉收引；阴血不足，营脉失充。

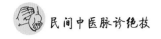

3．脉象主病

（1）气血虚弱：脉细而软，沉浮皆见，倦怠乏力，动则虚汗。

（2）阴血亏虚：脉细而数，虚热盗汗，形羸颧红，久虚沉见。

（3）虚寒泄痢：脉细而濡，及尺细微，下元虚冷，洞泄痢寒。

（4）虚寒咳嗽：脉细而弱，久咳弦现，畏寒喜暖，咳吐冷痰。

4．三部主病歌诀

寸细心悸肺气短，关肝血少脾虚寒。

尺部双肾阴阳弱，遗精泄痢经水难。

第十三节　弦脉

弦脉，脉动如弓张似弦，弦为张弛有力之意。弦脉的出现有以下两种情况。一是春季脉象自弦，也就是说弦脉是春季的主脉象。春季为万物复苏的季节，为五行风木肝脉所属。肝脉随春阳之气的初始弦分而动，反映出脏腑气血初始旺盛于春季的自然现象，同时也反映出肝脉自弦的平脉生理现象。当春季逢脉动偏弦时，应考虑与季节有关。二是病脉，是寒热实证过于偏亢而导致的病证脉象，主要与肝胆部位疾病有关，以气、血、痰、食、寒、热等失调集结的方式形成致病因素，导致脏腑虚、实、寒、热性的疾病发生，因此弦脉也是脏腑气滞血瘀多种疾病的主要脉象。

此外有学者提出，老年人动脉生理性退化及春寒期间妇女也会出现弦脉的现象，并视之为平脉，确有临床意义，可供临证参考鉴别。

一、取脉方法和指感特征

三指寸、关、尺定位，以浮、中、沉取脉的方法分别进行探脉，当浮取或沉取时，发现在浮取或沉取的某一个阶段的过程中，指下感觉脉来应指有力，如按弓弦，上下挺直而弛张力强。这就是我要介绍的第十三个脉象——弦脉。

二、脉象机理分析

弦脉的生成，是实脉的延续。由于临证时寒热实邪误诊或延误失治，病证持续发展和变化，伤及正气，使实证向虚证转化，致使营中集中大量气血与实邪抗争，故出现实而满、有力而不空虚、营气强力反搏的弦脉现象。

当浮取脉象为弦脉时，是外感寒热郁结于营卫的表实证脉象。当沉取脉象仍为弦脉时，是外感实邪逐渐入里，或是脏腑寒热实邪及气滞血瘀的病证现象。

对于春季常脉、老年人动脉生理性退化及妇人春寒的脉象，视为人与自然和谐自调的正常生理现象。

弦脉是实脉病证发展和继续的体现，也就是说，实脉病证的误诊或失治是弦脉形成的主要原因。当正气与实邪之气相搏时，若正气不足会导致营中气血持续虚损或正气虚衰，从而出现弦脉逐渐向虚、弱，甚至细、微、结、代脉象转化。

三、弦脉常见病证

1. 肝郁阳亢

弦而有力，胸胁胀满；弦数而长，眩晕耳鸣。

肝气郁结是肝阳上亢的早期病证。肝气郁结表现为情志不畅、焦虑抑郁、烦躁难眠、善太息、胸胁胀满、少腹疼痛等，常见弦而有力的脉象。肝气郁结，郁久化火，可见口苦、易怒、烦躁难眠、头目胀痛、眩晕耳鸣等肝阳上亢之症，可见弦数而长的脉象。

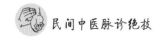

2.痰食停聚

脉见弦滑，痰食为病；脉弦滑数，气喘痰声。

"脾为生痰之源，肺为贮痰之器"，痰饮食积之证皆与脾阳不足及肾失温煦、肺失肃降的气机功能失常有关，且痰饮之证"饮停于心下"，心下即胃肠，由此可知痰饮与食积的病位皆在胃肠。脾肾阳气不足不能温化水谷，肺虚失肃不能通调水路及通泄肠道，痰饮和食积证因同源，故都会出现弦滑的脉象。

肺为痰湿实热所困，即会出现气喘咳嗽、痰黏稠色黄等症，此时可出现肺经实热内盛的弦滑而数脉象。

3.疼痛诸症

弦紧寒凝，胃脘疼痛；沉弦胀痛，气结胸腹。

弦脉主诸疼痛之证，无论是寒邪凝聚于胃脘还是气结于胸腹部位的疼痛，皆可以出现弦脉。寒邪凝聚于胃脘疼痛的脉象多为弦紧，而气结胸腹的凝结胀痛或小腹胀急疼痛的脉象多为沉弦。

4.疟疾寒热

疟疾脉弦，邪侵少阳；弦数多热，弦迟多寒。

疟疾，以寒战、壮热、头痛、汗出、休作有时为病证特征。疟疾证型可分正疟、温疟、寒疟、瘴疟、劳疟五种类型，主要脉证与邪侵少阳有关，脉象大多以弦为主。根据不同类型的病证表现，又可分为多种不同的脉象。如：正疟弦、温疟弦数、寒疟弦迟、热瘴弦数、冷瘴弦。唯有久之不愈的劳疟之证，因久病多虚以致脉象细弱。

四、弦脉在寸、关、尺部位的脉证分析

1.弦脉在寸部出现

弦脉在两寸出现，主要反映饮邪停留于上焦心肺，导致气血的功能紊乱，发生肺气失宣而致的咳喘痰症，以及心阳逆乱气血阻滞等病患。当弦

脉出现在右寸时，可见寒热有汗、咳嗽多痰、气短或喘的肺部病证。当弦脉出现在左寸时，可见心悸气短、胸闷疼痛，甚者心痛如绞等心脏疾病。

（1）悬饮，邪犯胸肺。整体脉象：弦数有力。分部脉象：右寸兼实，左关兼沉。

脉解：整体脉象弦数有力，为痰饮郁热之象。分部脉象右寸脉实、左关脉沉，病位在胸肺及肝胆，为饮邪侵入少阳、饮停肺胸之征。

分析判断：主脉弦数与右寸兼实、左关兼沉的脉象组合，形成为右寸及左关部位所反映的饮邪、郁热和疼痛的沉弦实数脉象，不难看出痰饮病证已在胸肺部位形成聚停。据此可以判断，该脉象是由邪犯胸肺的悬饮证所致，证见寒热往来或发热不恶寒、虽有汗出而热不解、咳嗽少痰、气急干呕、胸胁刺痛、呼吸转侧疼痛加剧、心下痞硬、口苦咽干、舌苔薄白或薄黄等。

（2）悬饮，饮停胸胁。整体脉象：沉弦兼滑。分部脉象：右寸弦滑显著。

脉解：整体脉象沉弦兼滑，为痰饮内停之象。分部脉象右寸弦滑，为病位在肺胸，痰饮停于肺胸。

分析判断：主脉沉弦兼滑为痰饮积聚之象，且在右寸部位反应显著，右寸弦滑进一步说明痰饮病邪已在胸肺部积聚停留。依此可以判断，该脉象是饮停胸胁的悬饮之征，证见胸胁胀闷疼痛、咳唾引痛、呼吸困难、咳逆息促、不能平卧、舌淡、苔白滑腻等。

另外，西医渗出性胸膜炎与中医悬饮证的临床表现基本相同，主脉沉弦兼滑、右寸弦滑的脉象常表现在此病中。

（3）心痛，阴虚阳亢。整体脉象：弦而有力。分部脉象：左寸弦细显著。

脉解：整体脉象弦而有力，弦为肝胆亢盛的常脉，也是疼痛脉的主脉象。分部脉象左寸弦细，病位在心，细为气血少，弦主痛，左寸弦细为血

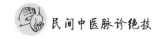

虚心痛之象。

分析判断：主脉象弦而有力，在左寸心位出现了明显的阴血虚少、心阳亢盛气血郁而不畅的弦细脉象，必会出现胸闷疼痛或头晕涨麻的症状。依此分析判断，该脉象是阴虚阳亢的心痛之征，此类病人素体阴虚，阳气偏盛，常因情绪波动而诱发，常见心痛胸闷、烦热易怒、头痛眩晕、头涨麻、肢麻面热、腰膝酸软、舌红少苔等表现。

（4）心痛，瘀阻心络。整体脉象：沉弦有力。分部脉象：左寸弦紧脉象显著。

脉解：整体脉象沉弦有力，沉主里，弦主壅阻、主痛。分部脉象左寸弦紧，病位在心胸，弦紧主寒痛。

分析判断：主脉象沉弦有力、左寸部位弦紧，是气血瘀阻疼痛的脉象反映，临证必有心痛如刺或绞痛的症状。据此分析判断，该脉象是瘀阻心络的心痛之象，证可见心胸疼痛如刺如绞甚则剧痛、肢体厥冷、频频发作、胸闷气短、面色晦暗、指甲青紫、舌暗有瘀点等。

2. 弦脉在关部出现

弦脉在两关，主要是因为肝胆与脾胃的疏运功能出现障碍。当左关出现异常的弦脉时，会影响肝胆的疏泄调达功能，肝气郁滞，气机不畅，出现失眠多梦、头痛头涨、头晕目眩，以及消化功能不良的嗳气呕恶、胸胁胀满，甚者因肝经郁久而引起内伤发热等症状。当右关出现弦脉时，多为痰湿壅滞阻碍脾胃气机及运化功能，从而出现脘闷胀痛、呃逆、胃纳减少、泛恶、咽中哽噎等。

（1）眩晕，肝阳上亢。整体脉象：弦数有力。分部脉象：左关弦滑，两尺弦细显著。

脉解：整体脉象弦数有力，弦主诸瘀、数主热，为郁热之象。分部脉象左关弦滑、两尺弦细，病位在肝肾，为邪热壅聚、肝肾阴损阳亢之脉象。

分析判断：主脉弦数有力、左关弦滑的脉象明显为郁热在肝胆。从两尺弦细与主脉弦数的脉象组合来分析，又出现了肾阴亏损的虚而郁热的脉象。肝火亢盛、肾有虚火，必然会出现头晕的症状。依此推论，该脉象是肝阳上亢的眩晕之象，该证表现为眩晕耳鸣、头涨痛遇烦劳恼怒而加剧、急躁易怒、口苦目胀、少寐多梦、舌红苔黄等。

肝阳上亢的眩晕应与肝火亢盛的眩晕相鉴别，前者是阴虚阳亢，后者是邪热上行，症状有相同也有不同，临证需细心审脉明辨。

（2）郁证，气滞痰瘀。整体脉象：弦滑有力。分部脉象：左关沉弦显著。

脉解：整体脉象弦滑有力。弦主诸瘀、滑主痰，为痰气瘀阻之象。分部脉象左关沉弦，病位在肝，沉主里、弦主瘀，为里瘀之象。

分析判断：弦滑有力为痰气凝滞的主脉象，在左关部位又见到肝郁气滞明显的沉弦之脉，不难分析该脉象是气滞痰瘀的郁证之征，证可见咽中如物梗噎咯之不出咽之不下、胸中窒闷，或兼胁痛、舌苔白腻等。

（3）内伤发热，肝经郁热。整体脉象：弦数有力。分部脉象：左关沉弦、双尺弦细显著。

脉解：整体脉象弦数有力，弦主诸瘀、数主热，为瘀热之象。分部脉象左关沉弦，为里瘀之象，双尺弦细为肾气阴不足之征，病位在肝肾。

分析判断：根据主脉象弦数有力的郁热脉象，以及左关部位反映出的肝瘀的沉弦之脉，可以看出肝经有郁热。双尺弦细与主脉象的弦数组合，形成了子病及母的内伤发热病证的沉弦细数之脉象。依此可以判断，该脉象是肝经郁热的内伤发热之象，证见心烦口苦、身热急躁、胸胁闷胀，以及妇人月经不调、经来腹痛、乳房发胀等。

（4）痰湿胃痛。整体脉象：弦滑有力。分部脉象：右关兼沉滑显著。

脉解：整体脉象弦滑有力，为痰湿之象。分部脉象右关沉滑，为痰湿在脾胃。

分析判断：主脉弦滑有力的痰湿之脉，又见右关部位兼有宿食生痰的沉滑脉象，很明显为痰湿聚于脾胃，必见胃气为痰湿所困导致的胃部疼痛、胀闷不舒等症状。据此可以判断，该脉象是痰湿胃痛之征，证可见胃闷胀痛时轻时重或时作时止、痞满嘈杂、舌淡苔白滑腻等。

（5）梅核气，胃失和降。整体脉象：弦而沉实。分部脉象：两关弦滑显著。

脉解：整体脉象弦而沉实，为里瘀实证。分部脉象两关弦滑，为病位在肝胆脾胃，是痰气郁阻之征。

分析判断：主脉弦而沉实为肝气不舒的脉象，又在两关部位出现了弦滑的宿食痰生的脉象，两脉相合形成了肝胃失和以致痰气滞停的脉象。依此可以判断，该脉象是胃失和降的梅核气之象，证见气逆上冲、噫气频作、胸闷腹胀、胃纳减少、泛恶呕吐、舌红苔薄黄等。

（6）呃逆，气滞痰阻。整体脉象：弦滑有力。分部脉象：双关实滑脉显著。

脉解：整体脉象弦滑有力，弦主诸瘀，滑主痰。分部脉象双关实滑，病位在肝胆脾胃，为气滞痰阻之象。

分析判断：主脉象弦滑有力、双关实滑明显，形成了弦滑实而有力的痰气凝聚之脉，病位在中焦肝胆脾胃。这种脉象不会出现在多虚症状的肝脾病证脉象里，会出现在肝胃气机失调的实证病的脉象中。由此推理，该脉象是气滞痰阻的呃逆之征，该证表现为呃逆沉长、抑郁恼怒、恶心嗳气、不思饮食、胸胁胀痛、舌苔白腻等。

3.弦脉在尺部出现

弦脉多会同时出现在两尺，以下焦为主的湿热、瘀血及寒湿疼痛等疾病常会出现这种脉象。

（1）石淋证。整体脉象：弦或兼数。分部脉象：两尺弦滑显著。

脉解：整体脉象弦或兼数，弦主诸瘀疼痛，数主热。分部脉象两尺弦滑显著，为病位在下焦的湿热积聚之征。

分析判断：主脉象弦或兼数及两尺弦滑，是下焦出现了湿热盛极病证的表现，两尺弦滑与主脉弦数组合，说明湿热积聚于下焦膀胱部位，灼热耗阴、湿热凝结的湿热病证。由此分析判断，该脉象是湿热凝结的石淋之征，该证表现为小便艰涩、排尿中断、尿道疼痛、少腹拘急、腰腹绞痛、尿中带血或挟砂石、舌质红苔薄黄等。

西医的膀胱炎、前列腺炎、尿道综合征等疾病，在中医诊断中常会出现与本证脉象相符的现象。

（2）腹中急痛。整体脉象：沉紧有力。分部脉象：两尺沉弦显著。

脉解：整体脉象沉紧有力，沉主里证，紧主寒痛。分部脉象两尺紧弦，为寒凝积聚疼痛之脉象，病位在下焦。

分析判断：主脉沉紧有力，在两尺部位沉弦，由此可知在腹部出现了寒凝疼痛的病证，紧脉为风寒实邪，沉紧脉象多为寒邪内侵的实证、急症。依此分析判断，该脉象是下焦寒邪凝聚于腹中的急痛之象，证见腹部暴痛（疼痛似绞、得热稍缓、稍候复痛）、手脚发凉、面部青白、唇色暗淡、欲泻不下、舌暗淡、苔白润等。

（3）腰腿疼痛，寒滞瘀血。整体脉象：沉涩或弦。分部脉象：两尺兼弦实显著。

脉解：整体脉象沉涩或弦，沉主里证，涩主血少血瘀，为里虚血少及瘀血疼痛之脉象。分部脉象两尺弦实显著，主里实积聚，病位在腰肾，为痛之脉象。

分析判断：主脉为沉涩或弦的寒滞瘀血疼痛的脉象，又见两尺部位兼有弦实瘀滞的实证脉象，分析应为寒邪瘀阻脉络的实证疼痛的反应，因两尺部所属的肾脉主腰腹及连带下肢运动功能，故可以想到其寒痛的位置会在腰腹及下肢部位。依此分析，该脉象是寒滞瘀血的腰腿疼痛之象，该证表现为久病肾气不足或寒络脉瘀阻导致的腰腿痛如刺且痛有定处、痛而拒

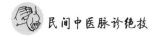

按，舌质紫暗或有瘀斑等。

五、小结

1. 脉象指感特征

脉来应指，弛张力长，指下挺直，弦搏有力。

2. 脉象机理分析

实邪过盛，脏气援营，正邪相搏，弦弛营中。

3. 脉象主病

（1）肝郁阳亢：弦而有力，胸胁胀满；弦而数长，眩晕耳鸣。

（2）痰食停聚：脉见弦滑，痰食为病；弦滑数见，气喘痰声。

（3）疼痛诸症：弦紧寒凝，胃脘疼痛；沉弦胀疼，气结胸腹。

（4）疟疾寒热：疟疾脉弦，邪侵少阳；弦数多热，弦迟多寒。

4. 三部主病歌诀

> 寸弦头痛痰聚胸，关主癥瘕腹不通。
>
> 左尺湿热入少腹，寒湿腹证右尺中。

第十四节　紧脉

紧脉，如指触紧绳，紧挺有力之意。紧脉是机体感受实寒之邪，并以疼痛症状为主的病证的脉象。紧脉在疾病的发生过程中常与浮脉、沉脉、弦脉等脉象组合出现，常表现在表里实寒病证及寒瘀内阻的病证中。

一、取脉方法和指感特征

以三指寸、关、尺定位取脉，先后以浮、中、沉取脉的方法对各部脉位分别进行探脉。在对浮取或沉取脉象推敲的过程中，发现在浮取或沉取的某个阶段中，指下的脉搏来去有力、左右弹动，似手指切触在正在搓合绞动的绳子上，有一种左右较劲、紧绷有力的感觉。正如古人所形容的脉象往来"紧挺有力""左右弹手"，形如"转索"、状如"切绳"。这就是我要介绍的第十四个脉象——紧脉。

二、脉象机理分析

紧脉是寒实病证的主脉象。阴寒之邪由外而内肆行，必使腠理失和、营脉敛束、阳气内闭而内外失于通达。阴气欲内，阳气欲外，阴阳相遇，正邪相争，各以其实力相搏。故指下出现"左右弹手""紧挺""转索""有力似切绳"的脉体反应。

三、紧脉常见病证

1. 风寒表实
脉来浮紧，表寒实证；发热风寒，无汗身痛。

风寒表实证，是一种狭义的风寒证候的名称，也称风寒感冒。该证是风寒束表、肺气失宣所致，以恶寒发热、无汗头痛、身懒酸痛、鼻塞喉痒、咳嗽频作、涕清痰稀、苔薄白润、脉浮紧为特征。

2. 阴寒里实
脉来沉紧，里寒实证，阴寒内停，脏腑气凝。

阴寒里实证，是一个广义的脏腑实寒证候的总称，它囊括多种因寒而致的脏腑寒性疾病。譬如，因气候骤冷或骤感风寒而致的寒凝心脉；或痰食内停、阳气外宣受阻，以致手足厥冷；或因寒食停聚，胸腹胀满疼痛；或寒入肝经引起腹胀癥瘕、寒凝疝痛、经期疼痛等。上述病证皆会出现沉紧或弦紧之脉象。

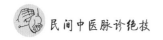

四、紧脉在寸、关、尺部位的脉证分析

1.紧脉出现在寸部

紧脉出现在两寸，主要病机为寒邪侵入上焦心肺以致寒邪束肺，气机不宣，或为寒阻心络，心阳不振。当紧脉出现在右寸时可见外感风寒表实证，主要为风寒感冒，出现头痛、咳喘等病症等。当紧脉出现在左寸时，多为因寒邪入里、寒及心脉的里实证，可见卒然心痛、心痛如绞、形寒肢冷、心悸气短等寒阻心络病症。

（1）外感咳嗽，风寒袭肺。整体脉象：浮或浮紧。分部脉象：右寸紧弦显著。

脉解：整体脉象浮或浮紧，浮主表证，紧主实寒。分部脉象右寸紧弦，说明病位在肺，为寒实之象。

分析判断：主脉象浮或浮紧为风寒脉象，右寸弦紧反映寒邪聚于胸肺部，寒凝于肺必见咳嗽、清涕。据此分析判断，该脉象是风寒袭肺的外感咳嗽之征，证见为头痛恶寒、发热无汗、咳嗽咽痒、痰涎色白、鼻塞清涕、四肢酸楚、舌淡、苔薄白等。

（2）心痛，寒凝心脉。整体脉象：沉紧有力。分部脉象，左寸兼实。

脉解：整体脉象沉紧有力，沉主里，紧主寒痛。分部脉象左寸实，其与紧脉组合为实寒证之象。

分析判断：主脉沉紧及左寸兼实的脉象，是阴寒实邪凝聚在心脉之征。沉紧与实组合的脉象在心位出现，必会有因心脉阴寒而疼痛的症状发生。依此可知，该脉象是寒凝心脉闭阻的心痛之征，证见卒然心痛如绞、彻背疼痛、气喘不得卧，伴有形寒肢冷、冷汗出、胸闷气短、心悸、面色苍白、舌淡、苔薄白等。

2.紧脉出现在关部

紧脉出现在两关时，多为寒邪伤及肝胆、脾胃所致的寒实证疾病。当紧脉出现在左关时，常见寒邪侵入肝经以致寒凝疝痛等疾病。当右关出现紧脉时，即会出现寒积食停、腹满胀痛、吐逆食伤等疾病。

（1）寒疝。整体脉象：沉紧有力。分部脉象：左关兼弦。

脉解：整体脉象沉紧有力，为里寒之脉象。分部脉象左关弦紧，病位在肝胆，为寒痛之象。

分析判断：主脉象沉紧有力，左关兼有弦脉，二脉相合在左关部位形成沉紧弦的寒凝疼痛的脉象，病位在肝，必会发生寒凝肝经的疼痛。由此推理分析，该脉象是寒邪侵于厥阴肝经的寒疝之象，证见脐周绞痛、冷汗、阴囊冷肿引腹作痛、面色青白、舌淡、苔薄白等。

（2）腹痛，寒邪内阻。整体脉象：沉紧有力。分部脉象：右关尺兼弦。

脉解：整体脉象沉紧有力，沉脉主里，紧脉主寒、主痛。分部脉象右关尺弦，病位在胃及腹部，为积结疼痛之象。

分析判断：主脉沉紧有力，右关尺兼弦，组合为沉紧弦的寒邪积聚的疼痛脉象，而右关、尺弦，必有腹痛的症状。据此分析判断，该脉象是寒邪内阻的腹痛之征，常证见腹痛暴作（得温痛减、遇冷更甚）、恶寒、身倦、手足不温、口不渴、小便清利、大便尚可或便溏薄、舌质色淡、舌苔薄白等。

（3）胃寒疼痛。整体脉象：沉紧有力。分部脉象：右关弦紧显著。

脉解：整体脉象沉紧，沉主里，紧主寒。分部脉象右关弦紧，说明病位在脾胃，为寒食或痰饮内停之象。

分析判断：主脉象沉紧有力，分部脉象右关兼弦紧的脉象，说明病在脾胃，因脾证多虚、胃病多实，而沉紧弦的疼痛脉象多为里实寒证，明显为寒痛的症状多在胃部。由此可以判断，该脉象是胃寒疼痛之象，证见胃脘冷痛而得热痛减、恶心呕吐而吐后痛缓、口泛清水、脘腹水声辘辘、舌淡、苔白滑等。

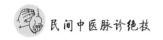

3. 紧脉出现在尺部

紧脉在两尺出现时，是寒邪已入下焦，真阴真阳之气受遏之象。当左尺部位出现紧脉时，多为真阴凝聚气机不通，见于小腹寒性病证及血凝腰膝疼痛诸病。当右尺部位见到紧脉时，会出现下焦真阳不振、寒气瘀结疼痛诸证。真阴真阳病位之辨：真阴有形之气，逢寒如霜而下，凝于脐下内外，而病阴；真阳无形之气，遇寒若雾而上，漫于脐上内外，而病阳。

（1）痛经，寒湿凝滞。整体脉象：沉紧有力。分部脉象：左关尺兼弦。

脉解：整体脉象沉紧有力，沉主里，紧主寒痛。分部脉象左关尺弦，说明病位在脐下部位，为寒湿凝痛之象。

分析判断：主脉沉紧有力、左关尺弦，两脉组合为沉紧弦的里寒湿凝聚疼痛的脉象，病位在左关尺部所主的中下焦，多见于妇科的寒湿凝滞的腹痛。由此分析判断，该脉象是寒湿凝滞的痛经之象，证见经期腹痛或绞痛、腹喜热熨、轻按则舒、重按痛甚、经色紫暗、经水量少、质有血块、脘胀作呕、畏寒、肢冷身痛、舌苔白腻等。

（2）痛痹。整体脉象：弦紧有力。分部脉象：左关尺细弦显著。

脉解：整体脉象弦紧有力，为寒痛之象。分部脉象左关尺细弦显著，说明病位在肝肾或脐下部位，为肝血不足、真阴之气虚损凝聚之象。

分析判断：主脉弦紧有力的痛证脉象，与左关尺细弦脉象组合，成为肝肾阴不足因寒而致的寒湿疼痛的弦紧细脉象，必会出现肢体关节因寒湿而疼痛的症状。依此分析判断，该脉象是寒湿痹阻的痛痹之象，证常见肢体酸痛、关节疼痛不可屈伸、疼痛剧烈而痛有定处、遇寒痛增、局部皮色不红不热、舌苔薄白等。

（3）寒湿泄泻，暴泻。整体脉象：沉紧或缓。分部脉象：右关尺兼弦。

脉解：整体脉象沉紧或缓，沉紧主里寒，缓主湿，为里寒湿证之象。分部脉象右关尺弦，为寒凝积聚之象，病位在胃腹部及大肠、命门等部位。

分析判断：主脉象沉紧是寒实证之征，若缓脉在这里出现必会有脾胃虚弱的表现，若见沉紧或缓脉并存必是脏腑虚实兼见的寒湿之证。右关尺脾肾部位出现实证弦脉，必会出现寒湿泄泻的急症。据此分析，该脉象是寒湿泄泻的暴泻之象，病机该证多为寒湿之邪内犯真阳之气，出现腹痛肠鸣、泻便色青、水粪相杂、便后则减、便无臭味、口淡不渴、舌淡苔白等。

五、小结

1. 脉象指感特征

紧挺有力，左右弹指，形如转索，状如切绳。

2. 脉象机理分析

寒邪内侵，脉道敛束；正邪相搏，脉紧似绳。

3. 脉象主病

（1）风寒表实：脉来浮紧，风寒表证；发热恶寒，无汗身痛。

（2）阴寒里实：脉来沉紧，里寒实证；阴寒内停，脏腑气凝。

4. 三部主病歌诀

寸紧左心右肺寒，关主肝脾腹不安。

尺部阴冷腰膝重，泄泻疝痛经水寒。

第十五节　缓脉

缓脉，脉搏往来不快不慢之意。缓脉的脉搏为一息脉来四至，不迟不数，近似于一息脉来四五至的正常脉象。出现缓脉有以下两种情况。

其一为缓脉是正常脉象。"有胃气则生，无胃气则死"，古人对脉中有无胃气反应极为重视，以和缓均匀的脉气作为脉中胃气存在的根据，据此来推测、判断疾病的发展与转归。脾胃在五行中归属于土，对应五方之中、五气之湿、五味之甘、五季之长夏，故脉象常以脾之柔润和缓之气为特征的缓脉为主，这也是长夏的主脉象。当在长夏明显见到往来均匀柔和、力度不卑不亢的缓脉时，应考虑与季节相关，不作为病脉。

其二为缓脉是病脉。缓脉是机体阳气虚弱、内外湿邪在体内聚积，以致出现的病脉反应。临证见怠缓松弛而无力的缓脉，应考虑与湿邪聚积、脾虚运化失调、气机功能受阻等有关。

一、取脉方法和指感特征

三指在寸、关、尺定位，以浮、中、沉取脉方法探脉，指下皆有平脉均匀、来去力度柔润而和缓，一息脉来四至，或病脉怠缓而松弛无力的感觉。这就是我要介绍的第十五个脉象——缓脉。

二、脉象机理分析

缓脉是常脉和病脉名称相同、性质各异的两种不同的脉象。其脉象机理分析如下。

第一，常脉的现象是营中气血充足、脉气充盈和畅，从而反映出脉搏往来均匀、柔和而舒缓的有胃气的正常脉象。

第二，病脉的现象是营中气血虚弱、湿邪阻遏中阳之气，以致营中气血失和，营气无力推血以运行，反映出往来怠慢、弛张力度松懈、散涣无力及胃气不足的异常脉象。

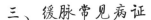

三、缓脉常见病证

1. 太阳中风

太阳中风，脉来浮缓，发热汗出，恶风恶寒。

太阳中风，病名源于《伤寒论》，是指外感风寒表虚证，可见发热头痛、汗出恶风、鼻鸣干呕等，此证多见浮或浮缓脉，病机为风寒袭表，营卫不和。

2. 虚寒泄泻

虚寒飧泄，脉迟缓弱，畏寒腹冷，完谷不化。

虚寒泄泻多与脾虚及肾阳不足有关。缓脉为脾之常脉，脉缓而弱，是脾胃气机功能虚弱的象征。脉中见迟，为肾阳不足，因"迟脉出少阴"。肾阳虚弱，脾失温煦，故会有畏寒腹冷、完谷不化、脉来迟缓而弱的现象。

3. 湿郁热证

湿阻气郁，脉来濡缓，身热不扬，头重如裹。

湿郁热证，脉来濡缓，可见身热不扬、胸脘痞闷，并有头重如裹、肢体沉重、纳呆恶呕、大便黏、小便赤等症状。濡脉是血少阴伤或湿邪留滞的脉象。濡脉与缓脉组合出现，是湿热之邪阻遏三焦气机之象。

4. 噎膈反胃

反胃呕吐，脉宜缓滑，虚缓易治，紧涩恶患。

噎膈反胃之病，因情志不畅或痰、食、瘀、寒内结所致。临证脉象见缓滑或虚缓，常为痰食气结或脾胃虚弱所致的病证脉象，此类病证是容易治愈的。若噎膈反胃之病，见到紧涩或弦紧涩的脉象，往往是寒凝血瘀的重症或恶症的脉象，难以治疗。

5. 寒湿痹证

寒湿困重，脉来细缓，腰腿痹痛，步履艰难。

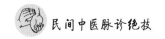

寒湿痹证，是指因寒湿痹阻脉络引发的腰腿疼痛，对脉来细缓的腰腿疼痛的病因分析，多与平素脾气虚弱、肝肾不足有关。

四、缓脉在寸、关、尺部位的脉证分析

1.缓脉出现在寸部

缓脉出现在两寸部位，常为营卫失调，外邪乘虚而入，以致心肺功能出现异常，疾病由此而生。当出现以左寸为主的缓脉时，多为心血虚少或痰湿抑阻心阳等疾病，症状常见心痛气短，心悸不宁、窒息沉闷、左肩及背胀闷痛麻、泛恶欲吐等。当出现以右寸为主的缓脉时，是风邪或痰湿之邪侵入肺卫，阻遏肺卫之气，以致营卫不和，可见发热头痛、汗出恶风、鼻鸣干呕或气喘咳嗽、胸部满闷、痰稀色白、痰吐量多等症。

（1）心痛，气血两虚。整体脉象：沉缓无力。分部脉象：双寸兼细弱。

脉解：整体脉象沉缓无力，沉主里，缓主风湿、主虚。分部脉象双寸细弱，为气血虚弱之象，病位在心肺。

分析判断：主脉沉缓无力、双寸兼有细弱的脉象是心肺气血虚弱的表现，肺气不足，心血虚少，气血运行不畅，必会出现心气受阻的疼痛现象，因此判断该脉象是气血两虚的心痛之征。气血两虚的心痛症状为心悸气短、胸闷疼痛、左肩背部酸困胀麻、食欲不振、大便不调、舌淡、苔薄白等。

在这里我们还需要进一步的分析此病脉中的缓脉现象，缓主风、虚、湿之证，这样在此沉缓的主脉象中应有湿的成分存在。可以考虑该脉象与西医的风湿性心脏病有关。

（2）心痛，痰浊瘀阻。整体脉象：弦缓或滑。分部脉象：左寸兼沉。

脉解：整体脉象弦缓或滑，为痰饮之象。分部脉象左寸脉沉，病位在心胸，沉主里，与主脉象相合成为痰湿瘀阻的病证。在此证中，左寸脉为

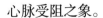

心脉受阻之象。

分析判断：主脉弦缓或滑与左寸兼有的沉脉相组合，为痰浊壅阻于心脉的沉弦缓或沉滑脉象，必有心痛的症状。依此可以判断，该脉象是痰浊瘀阻的心痛之象，证见心痛闷胀、窒息沉闷、左肩及背部胀闷痛麻、头目昏花、泛恶欲吐、苔白腻等。

（3）外感风寒表虚证。整体脉象：浮缓无力。分部脉象：两寸兼虚弱。

脉解：整体脉象浮缓无力，浮脉主表证，缓脉主虚证、湿证。浮缓脉常为虚人外感风寒或风湿证的主脉象。分部脉象两寸虚弱，病位在上焦心肺部位。心阳不足、肺气虚弱是容易患感冒的主要原因。

分析判断：主脉浮缓无力为外感风寒感冒的表虚证的脉象，根据在两寸心肺脉位上出现的虚弱脉象，更加准确地证实此脉象是由外感风寒的表虚证所致，该证病机为风寒侵表、营卫不和，以致发热、头项强痛、汗出恶风、鼻鸣干呕、舌淡苔白等。

（4）喘证，痰湿阻肺。整体脉象：沉缓或滑。分部脉象：右寸沉实显著。

脉解：整体脉象沉缓或滑，沉主里，缓或滑为痰湿脉象。分部脉象右寸沉实，病位在肺，为里实证之脉象。

分析判断：主脉象沉缓或滑，右寸兼有沉实显著，诸脉组成为痰湿阻肺的沉实缓或沉滑有力的痰实证脉象，肺气受阻必会出现痰喘之症状。由此分析判断，该脉象是痰湿阻肺的喘证之象，证见气喘咳嗽、胸部满闷、痰稀色白或痰黏稠、痰吐量多、胸闷泛恶、口腻无味、舌苔白腻等。

痰湿阻肺的喘证，主脉象沉缓或滑、右寸兼沉实显著，这种脉象常会出现在西医的肺心病的发病过程中。

2.缓脉出现在关部

缓脉主虚主湿，常出现在脾胃气机虚弱的病程中。当缓脉出现在两关

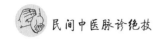

时，主要表现为肝脾疏运功能失常，水湿失于疏泄而停滞于中焦，出现以脾气虚弱、气机阻滞为病机的一系列症状，常见痰湿阻滞的眩晕、痞闷、恶心、身重倦怠、大便泄泻等。

（1）脾虚湿阻。整体脉象：濡缓无力。分部脉象，右关濡弱显著。

脉解：整体脉象濡缓，为气机虚弱、湿气停滞之脉。分部脉象右关濡弱，为脾胃虚弱的脉象。

分析判断：主脉濡缓、右关兼见濡弱显著的脉象，明显为湿邪停滞脾胃气机受阻的脉象，不难判断该脉象是脾虚湿阻之征，证见面色萎黄、神疲乏力、四肢困重、脘腹不舒、胃纳不香、厌食甘腻、大便溏泻、舌体胖大、苔薄白腻等。

（2）眩晕，痰湿中阻。整体脉象：缓而濡滑。分部脉象：双关兼细弦。

脉解：整体脉象缓而濡滑，为痰湿积结之象。分部脉象双关细弦，病位在肝脾部位，为痰湿抑阻之征。

分析判断：主脉缓而濡滑，为痰湿凝结之脉，在两关肝脾部位兼见细弦的痰湿阻滞脉象，很明显痰湿已在中焦部位出现停留阻滞的现象，必会有清阳不升、清窍受阻的眩晕、恶心等症状。据此分析判断，该脉象是痰湿中阻的眩晕之征，该证病机为痰湿遏阻肝脾，出现眩晕如蒙、胸闷恶心、少食多寐、舌苔白腻等症状。

（3）脾虚泄泻。整体脉象：缓或细弱。分部脉象：右关兼濡。

脉解：整体脉象缓或细弱，缓主虚、主湿，细弱为阳气虚弱之征。分部脉象右关濡，病位在脾，为阳气虚弱、湿气留滞之脉。

分析判断：主脉象缓或细弱、右关兼见濡脉，明显为脾虚湿气停留的脉象。脾虚湿气停留必有泄泻之症。由此分析判断，该脉象是脾虚泄泻之象，该证病机为脾气虚弱，湿气过盛，以致便数增多、时溏时泻、晨食或劳累易于泄泻、纳呆食少、倦怠乏力、舌质淡、苔薄白等。

3.缓脉出现在尺部

缓脉出现在两尺，是以肾气不足及下焦寒湿等病证为主。当以左尺为主的疾病出现缓脉时，左右两尺有时会同时出现相同的脉象，但以左尺部位反应较明显。此脉象多出现于肾气不足引起的尿频、腰中酸楚或寒湿疼痛等病证。当以右尺部位为主的疾病出现缓脉时，有时也会在两尺部位出现相同的脉象，但由于右尺部位主肾阳之气，所以当肾阳之气出现严重不足时，其所发生的病证脉象会比较明显地在右尺部位单独出现。此脉象会反映出脾肾阳气不足或下焦寒湿引起的腹部胀满、冷痛泄泻、下肢浮肿、肢节疼痛等症。

（1）尿频，肾气虚弱。整体脉象：虚缓无力。分部脉象：两尺兼细微。

脉解：整体脉象虚缓无力，为气虚脉象。分部脉象两尺细微，说明病位在下焦肾及膀胱，为肾及膀胱气机虚弱、阳气不足之征。

分析判断：主脉象虚缓无力，两尺出现细微脉象，明显是肾阳虚弱之象，肾阳不足、膀胱虚冷必会出现畏寒肢冷、尿频、尿急的症状。依此可以判断，该脉象是肾气虚弱的尿频之征，证见腰膝冷痛、畏寒肢冷、尿频、尿急、阳痿早泄、妇人经水不调、痛经、舌淡、苔薄白等。

（2）寒湿腰痛。整体脉象：沉而迟缓。分部脉象：两尺沉细显著。

脉解：整体脉象沉而迟缓，沉主里，迟缓为寒湿之征。分部脉象两尺沉细，说明病位在两肾及腰部，为里阳气虚弱、湿气滞留之象。

分析判断：主脉为沉而迟缓的寒湿脉象，在两尺部位又见到肾气明显不足的沉细之脉，必是寒湿之邪乘虚已侵入腰肾部位，无疑会出现寒湿的疼痛症状。据此不难判断，该脉象是寒湿腰痛之征，该证病机为素体阳虚、久病伤阳、寒湿阻络，表现为腰部疼痛重着、转侧不利、遇阴雨天腰部疼痛加重、缠绵难愈及舌苔白腻等。

（3）关格，脾肾阳虚。整体脉象：沉缓无力。分部脉象：右关尺

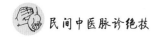

兼弱。

脉解：整体脉象沉缓无力，沉主里，缓主湿，为脾气虚弱之象。分部脉象右关、尺弱，说明病位在脾肾，为脾肾阳气不足之征。

分析判断：主脉象沉缓无力、右关尺脾肾部位兼有弱脉，必是脾肾阳气不足的病证反映。脾肾阳气不足引起的疾病有多种，而缓弱无力的脉象常出现在脾肾水液代谢紊乱的疾病中。依此分析判断，该脉象是脾肾阳虚的关格之征，证常见面色苍黄、面部及下肢浮肿、精神萎靡倦怠、腹部胀满、大便溏薄、恶心不纳、口有臊气、舌胖色淡、苔白腻等。

以上是中医的关格之脾肾阳虚的脉证表现。据临证观察，西医的急/慢性肾炎、糖尿病肾病、痛风性肾病等，常会见到主脉沉缓无力、右关尺兼弱的脉象。

（4）浮肿，水湿浸渍。整体脉象：沉缓无力。分部脉象：右关尺兼微。

脉解：整体脉象沉缓无力，沉主里证，缓主虚主湿。分部脉象右关尺微，说明病位在脾肾，微主阴阳气血俱虚。

分析判断：主脉象沉缓无力、右关尺部位兼见微脉，是脾肾阳虚水湿滞行的常见脉象，临证见此脉象必有肢体浮肿之症状。据此可以判断，该脉象是水湿浸渍的浮肿之象，因脾肾虚弱起病较慢、病程较长，证常见全身浮肿、按之没指、小便短少、身体困重、胸闷不舒、纳呆泛恶、舌苔白腻等。

五、小结

1. 脉象指感特征

一呼一吸，脉来四至，平脉均柔，病脉怠慢。

2. 脉象机理分析

营显胃气，气血柔缓；营荒胃气，气血散乱。

3.脉象主病

（1）外感风邪：太阳中风，脉来浮缓，发热汗出，恶风恶寒。

（2）虚寒泄泻：虚寒飧泄，脉迟缓弱，畏寒腹冷，完谷不化。

（3）湿郁热证：湿阻气郁，脉来濡缓，身热不扬，头重如裹。

（4）噎膈反胃：反胃呕吐，脉宜缓滑，虚缓易治，紧涩恶患。

（5）寒湿痹证：寒湿困重，脉来细缓，腰腿痹痛，步履艰难。

4.三部主病歌诀

寸缓心痛肺痰喘，关缓肝脾疏运难。

左尺腰痛小便数，右尺水肿下体寒。

第十六节　革脉

革脉，革为皮革之意。革脉，以脉来浮大弦急、按之似芤为特征，是精血亏损、营血虚少、阴寒之邪外束，阳气失于承上卫外、营卫失调、内外失通的脉象，临证很容易与弦脉、芤脉相混淆，或出现革脉以弦脉、牢脉、芤脉而论的误诊现象。

一、取脉方法和指感特征

三指在寸、关、尺三部定位，按浮、中、沉常规方法寻脉，指下感觉似如按在鼓皮之上，浮取弦而彭大，沉取似芤空虚。故仲景曰"弦而芤"，丹溪曰"如按鼓皮"。这就是我要介绍的第十六个脉象——革脉。

二、脉象机理分析

革脉的形成，是由于营中阴血虚少以致阴不敛阳，营气失敛而外越，且逢因体虚而寒邪外束营脉，正邪相争，营之内外相对峙，故会出现浮取

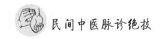

营脉因寒邪外束而见"弦而彭大"，沉取营脉因营血虚少而见"似扒空虚"如鼓的革脉。

三、革脉常见病证

1. 气滞血凝

左寸见革，胸闷绞痛；右寸见革，咳喘痰逆。

气滞血凝包括虚寒所致的痰逆咳喘，以及心血虚少、心阳不振的胸闷绞痛，无论是痰咳还是胸痛但见革脉者，都与脏腑虚弱、寒邪侵束导致的气滞血凝有关。

2. 寒侵肝脾

左关见革，疝瘕寒疼；右关见革，泄泻腹痛。

寒侵肝脾，意为寒邪侵袭虚弱的肝经和脾经，前者会发生疝瘕寒疼等症状，后者会有腹部胀痛及虚痛泄泻等症状，二者皆可见革脉。

3. 伤精动血

左尺见革，精亏血少；右尺见革，精空血崩。

伤精动血指精血虚少或妇人崩漏之证，此二证见革脉，皆因肝肾精血不足、寒邪伤及正气而固摄失司。

4. 生死革别

三部见革，阴毙阳亡；久病必死，新病遁藏。

前人有三部见革病证有两种结局的经验之谈。一是久病正虚而见革脉者为孤阳外越之危象；二是新病寒邪外束而正气未损者见革脉，虽病而预后良好。

四、革脉在寸、关、尺部位的脉证分析

1. 革脉出现在寸部

革脉出现在两寸，常为寒邪乘虚内侵上焦心肺，导致心肺气血功能活

动障碍，出现心肺气血滞凝的虚寒性疾病。当革脉出现在左寸部位时，多为心血不足、寒邪内侵，心营寒凝而气血运行受阻，以致心悸气短、胸闷隐隐作痛或心疼如绞等。当革脉出现在右寸时，可见寒邪束肺的痰咳气逆，症见胸闷气短、痰咳喘促等。

（1）心悸，寒侵心营。整体脉象：弦紧有力。分部脉象：左寸兼革脉。

脉解：整体脉象弦紧有力，为寒邪实盛之脉象。分部脉象左寸革脉，为心血虚少寒邪内犯之征。

分析判断：主脉象弦紧有力，左寸部位兼有革脉，很明显是寒邪侵袭了心营，寒邪束约、心阳失于内外通达，以致心营气血内乱，必见心悸、心痛之症。依此可以判断，该脉象是寒侵心营的心悸之征，该证病机为素体阴虚气弱，寒邪束约心营，以致心经气血内乱，表现为心慌气短、胸闷隐隐作痛或心痛如绞、睡眠难安、舌淡、苔白等。

此证多见于体虚气弱的老年病人。因寒邪侵及心营以致胸闷疼痛如绞的病人，大多患有西医的心肌缺血或动脉阻塞等心脑血管疾病，所以临床上可参考寒侵心营脉弦紧及左寸革的脉象，对这类疾病进行诊断、预防和治疗。

（2）痰咳，正虚寒束。整体脉象：弦紧有力。分部脉象：右寸兼革脉。

脉解：整体脉象弦紧有力，为寒邪凝聚之征。分部脉象右寸脉革，病位在肺胸，为内虚、寒束之象。

分析判断：主脉象弦紧有力，右寸部位出现革脉，是寒邪侵束肺部而使肺部气机受阻的表现。寒束于外、正虚邪实，必见痰咳之症。据此分析判断，该脉象是正虚寒束的痰咳之象，证常见肺气不足、咳嗽频作、体弱无力、痰白、恶寒、冒冷汗、头身疼痛、舌淡、苔薄白等。

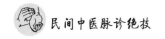

2. 革脉出现在关部

革脉出现在两关部位，多为寒邪乘虚内侵肝脾以致发生肝胆、脾胃疏运功能失常的气滞疼痛等病证。当左关部位出现革脉时，即会出现寒滞肝脉的腹部胀痛或疝瘕等。当革脉出现在右关部位时，即会出现肝郁脾虚的脘腹胀满、胃部疼痛等病证。

（1）疝瘕，寒凝腹痛。整体脉象：弦紧有力。分部脉象：左关兼革脉。

脉解：整体脉象弦紧有力，为寒积凝聚痛证之象。分部脉象左关脉革，病位在肝胆及少腹部位，为寒积聚结于腹部之象。

分析判断：主脉象弦紧有力为寒痛脉象，左关肝脉部位兼有正虚邪实、虚寒相搏的革脉，必会出现寒凝肝经、气结于腹中的疼痛症状。由此分析，该脉象是寒凝腹痛的疝瘕之征，证常见因寒邪凝结而致腹部出现可移动包块、疝瘕、疼痛等之症。

（2）腹胀泄泻，寒侵中阳。整体脉象：沉紧或弦。分部脉象：右关兼革脉。

脉解：整体脉象沉紧或弦，沉主里，紧为寒，弦是湿郁气结之征，此为里证寒湿积聚之象。分部脉象右关脉革，病位在脾胃脘腹部位，为脾胃虚弱寒邪内犯之象。

分析判断：主脉象沉紧或弦、右关兼见革脉，是寒湿凝聚在中焦脾胃部位的脉象。脾胃寒冷、中阳不足，必会出现腹痛胀满、疼痛泄泻等病。依此分析，该脉象是寒侵中阳的腹胀泄泻之征，该证病机常为风寒湿邪内侵中阳，邪阻气滞，肝脾升降疏运失调，可见腹满疼痛、喜热恶冷、胸中泛恶、不欲饮食、体虚乏力、舌淡、苔白等。

3. 革脉出现在尺部

革脉出现在两尺，即为肾阴阳俱损之脉象。当左尺出现革脉时，多为肾精亏损之征，证见腰部酸痛、男子遗精早泄、遗尿或尿频等。当右尺出现革脉时，会出现因虚冷所致的肾阳虚衰，证见腰部冷痛、少腹胀痛、男子阳痿遗精、女子半产或漏下等。

（1）腰部酸痛，肾虚阴亏。整体脉象：沉细而弦。分部脉象：左尺兼革脉。

脉解：整体脉象沉细而弦，为里虚内寒之象。分部脉象左尺脉革，病位在肾，为肾精亏损而内寒之象。

分析判断：主脉象沉细弦，左尺部位兼有革脉，是肾虚阴亏、寒邪内侵的脉象。肾阴不足，寒邪侵束，元阳之气搏之无力，以致肾之气阴俱损，必见腰酸、腰痛等精气虚衰的症状。依此理论分析，该脉象是肾虚阴亏的腰痛之征，证候为腰部酸软疼痛、遗精早泄、精气虚衰、心悸气短、睡眠失常、精神不振、遗尿或尿频、舌淡、苔薄白等。

（2）腰部冷痛，肾阳虚衰。整体脉象：沉迟而弦。分部脉象：右尺兼革脉。

脉解：整体脉象沉迟而弦，沉主里，迟弦为寒痛之象。分部脉象右尺脉革，病位在下焦肾及腰腹部位，为精冷虚寒之象。

分析判断：主脉象沉迟而弦、右尺部位兼见革脉，是肾阳虚衰、寒邪侵束的脉象。肾阳不足必见腰部冷痛、腹痛、遗精、痛经等症状。据此分析判断，该脉象是肾阳虚衰的腰部冷痛之征，证常见腰部冷痛、阳痿遗精或妇人半产、经寒、漏证及少腹疼痛等症。

综上所述，革脉所主之证，皆与脏腑虚弱、精血亏虚及寒邪侵束有关。在历代医案中记载革脉的案例甚少，其实临床上与革脉有关的病证并不鲜见，常见于体虚及精血虚损的中老年人群中。

五、小结

1. 脉象指感特征

指下按之，如似鼓皮；弦急芤空，二脉合成。

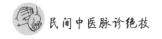
2.脉象机理分析

正邪相峙，浮取弦彭；营中血少，沉取空虚。

3.脉象主病

（1）气滞血凝：左寸见革，胸闷绞痛；右寸见革，咳喘痰逆。

（2）寒侵肝脾：左关见革，疝瘕寒疼；右关见革，泄泻腹痛。

（3）伤精动血：左尺见革，精亏血少；右尺见革，精空血崩。

（4）生死革别：三部见革，阴毙阳亡；久病必死，新病遁藏。

4.三部主病歌诀

> 寸革心绞肺逆喘，关主痛泄疝瘕寒。
>
> 尺部遗精腰酸冷，妇人半产漏连绵。

第十七节　牢脉

牢脉，牢有沉实、坚固之意。牢脉的脉象，以沉实弦长的复合脉象为一体，似沉、似伏，实大弦长而重取牢实有力。牢脉反映出体内寒实内伏、阳气沉抑、气血凝聚于腹中而致疼痛病证。

一、取脉方法和指感特征

三指在寸、关、尺三部定位，按浮、中、沉常规取脉方法寻脉，指下感觉脉在沉、伏二脉之间，形如实弦而长，重取之脉体至数清晰而有力，细推之，轻取或中取脉力似减似无、往来反而不显，指下实弦伏革错综难辨。正如明末清初医家张璐在《诊宗三昧》中所云："牢脉者，弦大而长，举之减小，按之实强，如弦缕之状，不似实脉之滑实流利、伏脉之匿伏涩难、革脉之按之中空也。"这就是我要介绍的第十七个脉象——牢脉。

二、脉象机理分析

牢脉的形成，主要是由于寒实之邪过盛，脏腑及营中阳气受抑而沉伏于营内，以致气血凝聚，营气以强力抗争而致。正邪之气相搏于营中至深之处，故会出现重取脉象时脉来至数清晰而脉搏实强有力，轻取或中取脉象时脉搏力度却有似减似无、往来至数不清的现象。

三、牢脉常见病证

1. 寒盛疼痛

牢为寒实，寒疝腹痛；癥瘕痞块，气凝而成。

牢脉主寒盛积聚、阳气抑避之痛证，常见于寒实腹痛或疝气、癥瘕痞块之证。

2. 寒凝痛疾

牢脉寒积，凝聚痛成；伏梁息贲，久必坏证。

牢脉鲜见于一些因实寒之邪过于强盛，脏腑阳气异常受抑以致气血运行内阻，久之脏腑气血壅聚不解，逐渐出现的痛肿或脓血之症或恶性包块中。

3. 虚证见牢

牢脉实邪，虚见逆证；临证思辨，且勿乱刑。

牢脉为寒实内盛之脉象，因寒实之证而见牢脉者，谓脉证相符，为顺证。而气虚血弱之人，本应为虚弱或细濡之脉而见牢脉者，切为逆证，多为危象，应以补益扶正为纲要，且勿以牢脉实邪而论之。

四、牢脉所主病证的脉证分析

牢脉，与其他脉象相比较确不多见。牢脉为寒实重症之脉象，而以寒邪为主的疾病极易被早期发现，并迅速得到治疗，使形成牢脉的条件难以具备。此外，牢脉的形成是以寒实之邪抑制机体阳气为基础，在人体正常的情况下，寒邪直入和抑制人体正气的机会有限，故牢脉在临床不常见。牢脉多反映重症或恶性病证，所以临证应对其脉证严加关注。其脉象所主病证的脉证分析如下。

（1）伏梁之证。整体脉象：沉缓有力。分部脉象：左关上 1/3 及寸关交接部位、人迎兼牢象。

脉解：整体脉象沉缓有力，沉主里证，缓为阳气虚弱、湿气积聚之脉。分部脉象左关上 1/3 及寸关交接部位、人迎兼牢脉，说明病位在心肝，是寒抑心阳及肝脉之气的脉象。

分析判断：沉缓之脉为脾虚湿困的脉象，但主脉沉缓有力的脉象却有湿邪偏盛、虚实相兼之征象。在分部脉象来看，左关上 1/3 及寸关交接部位及人迎部位出现牢脉，说明寒湿之气已内伏血分，抑制肝气，以致气血郁结于腹中，必见气血凝滞于腹部的症状发生。据此分析判断，该脉象反映寒湿凝聚气血成痼的伏梁之证，此证为壅块起于脐腹，变化发展迅猛，逐渐发展至心下，其有血脉与肠腹相连，如臂伏于腹内至心下的恶性疾病。

伏梁是古病证名，根据古医籍记载，此证可分为三种病变，即心积伏梁、风根伏梁、脓血伏梁。其证皆由气血结滞所致，痼积自脐上逐渐发展至心下、伏于腹内，形若植物掌科分节而生，有血脉与肠腹相连。古人观之其大如臂、伏于腹内，外观状似"屋舍栋梁"，故命名为伏梁。

《灵枢·邪气脏腑病形》中有"心脉急甚者为瘛疭，微急为心痛引背，食不下。缓甚，为狂笑；微缓，为伏梁，在心下，上下行，时唾血"的论述。《难经·五十六难》中也有"心之积名曰伏梁，起脐上，大如臂，上至心下。久不愈，令人病烦心"的记载。随后古代医家提出了化瘀消积的治疗方法，以伏梁丸方及其变方治疗，取得了理想的治疗效果。

在这里，有必要对古人的伏梁脉证描述进行解释。我们从《灵枢·邪气脏腑病形》所述的"急甚""微急""缓甚""微缓"等可以看出，这是古人对某种相似病证不同程度的描述，或是病证在某一阶段的脉证反应，并非对其病证进程和脉象反应变化的完整论述。对于伏梁证的脉象为"微缓"的说法，极有可能是古人对伏梁证后期阶段脉象的描述，或是后人的误解。

伏梁的牢脉现象，是病证初期或中期的脉证反应。在整个病情的发展过程中，牢脉并非始终如一。随着病情的进一步发展，脉证也会发生变化。而寒实证的牢脉，同样也会向虚证的虚弱、濡细或微缓等脉象过渡。

（2）息贲之证。整体脉象：沉滑有力。分部脉象：右寸关之间交接部位及气口兼牢。

脉解：整体脉象沉滑有力，沉主里证，滑主痰，沉滑有力为痰湿壅塞之脉证。分部脉象右寸关之间交接部位及气口脉牢，说明病位在脾肺部位，为寒抑脾阳、寒痰壅结于肺部之象。

分析判断：主脉象沉滑有力，右寸关之间交接部位及气口兼有牢脉，是阴寒痰湿之气困及脾肺影响其升宣功能的脉象反应。湿气困脾、寒痰凝肺，必见咳喘吐逆，且牢脉寒实内伏于肺，必会气血瘀凝成痈或吐脓血。由此分析判断，该脉象反映肺积息贲之证，证见咳嗽、呼吸困难、胸闷、咳痰吐逆或痰中有脓血、气息喘急、夜不得卧，久之发为右胁下有包块如覆杯状的肺积之证。

息贲，中医肺积证名。《难经·五十四难》曰："肺之积，名曰息贲。"息有生长繁衍之意，贲为膈位肺之所处。唐代医家杨玄操有其证诠："息，长也。贲，鬲也。言肺在膈也，其气不行，渐长而通于膈，故曰息贲。"

《济生方》卷四又有"息贲之状，在右胁下，大如覆杯，喘息奔溢，是为肺积。诊其脉浮而毛……"的经验之谈，在对此证脉象反应的具体描述上，应考虑是病证在发展阶段中的脉象表现。

息贲是一种恶性病变的肺部疾患，其沉牢之脉，多指病证初期的里虚实兼见的寒邪内侵之脉象。症状常见咳嗽、吐血、呼吸困难或胁下有包块等证候，皆因寒湿之邪困脾抑肺、脏腑气机功能失调、痰湿积结气血凝聚而成。

本证牢脉是病证初期阶段中的脉象反应，古人言之"脉浮而毛"及对息贲症状的具体论述，极有可能是息贲之证病程中期或后期的脉象。随着息贲证的病情发展和变化，初期或中期的虚实兼见的牢脉的现象，逐渐会演化为息贲证的虚危证脉，还可能会见到虚弱、濡滑或浮毛（细）等脉象。

（3）腹痛，寒滞肝脉。整体脉象：沉紧弦。分部脉象：左关兼牢。

脉解：整体脉象沉紧弦，沉主里，紧弦主寒痛。分部脉象左关脉牢，说明病位在肝胆，为肝寒凝之脉象。

分析判断：主脉沉紧弦，左关脉牢，为寒邪凝滞疼痛的脉象表现。牢脉出现在左关肝胆脉位，是寒滞肝脉疼痛的脉象。依此分析判断，该脉象是寒滞肝脉的腹痛之征，证见少腹冷痛、阴部坠胀、男子阴囊收引作痛或女子痛经、巅顶冷痛、恶寒肢冷、舌淡苔白等。

（4）阴寒痞癖。整体脉象：沉弦缓。分部脉象：右关兼牢。

脉解：整体脉象沉弦缓，沉主里，弦缓为脾虚寒积之征。分部脉象右关脉牢，说明病位在脾胃，为寒邪瘀阻之征。

分析判断：主脉沉弦缓、右关部兼有牢脉，是阴寒湿邪痹阻脾胃之气，胃脘出现壅肿胀满甚之发展为痈证的表现。依此分析判断，该脉象是由阴寒痞癖所致，该证病机为寒邪侵脾、气机不输，以致四肢无力、脘腹胀满，气结日久则胃部壅肿成痈、久日不愈，消瘦等。

笔者根据临证经验分析认为，主脉沉弦缓、右关部牢脉是古医名之为"脾之积"的阴寒痞癖病证的主要脉象。

（5）奔豚，寒水上逆。整体脉象：弦而兼紧。分部脉象：左关尺兼牢。

脉解：整体脉象弦而兼紧，为寒饮集结、寒痛之象。分部脉象左关尺牢脉，说明病位在肝肾及下焦部位，为内寒之象。

分析判断：主脉弦紧、左关尺兼牢的脉象，反映了阴寒聚结在中下焦。关尺部位见寒脉必有寒证的两种反应：一是虚证，虚是阳气不振，寒湿之邪困于下腹出现疼痛等症状，其证必会有虚脉的表现；二是实证，实是阳气未损，当寒湿之气触及下焦元阳之气时，必招元阳上迎反制，触动冲脉，以致有寒水之气从腹部随冲脉上逆而行。今见左关尺牢脉而非虚寒细濡之脉类，因之依此可以判断，该脉象是由寒水上逆的奔豚之象，该证病机为下焦寒饮聚积内盛，时有气自少腹上冲而直达胸咽的症状。

（6）寒疝，疝瘕疼痛。整体脉象：弦紧。分部脉象：右尺兼牢。

脉解：整体脉象弦紧，主寒积痛证。分部脉象右尺脉牢，说明病位在肾阳部位，为寒实抑制肾阳之气脉象。

分析判断：主脉弦紧、右尺兼牢脉，是阴寒之气过盛肝肾寒冷的脉象，临证见此脉象必有寒证腹痛、疝瘕疼痛的现象。依此分析可以判断，该脉是寒邪内盛引发的疝瘕疼痛、寒疝之征，证见寒凝气滞而腹痛或腹中有包块、阴囊肿硬、畏寒喜暖、伴有小便出白、舌淡苔白等。

疝瘕之证在脉解中多次出现，其证脉各有不同之处，紧脉和革脉见之，此牢脉中又见之，似有迷惑读者之嫌，实则不然。

疝瘕之证并非孤有寒凝气结一因，实为寒、湿、热三因积聚以寒气为主的壅积之症。由于寒实之邪侵扰厥阴肝脉，循经而入，与湿热积聚的少腹之中，故前人有"七般疝气病在厥阴"之说。该证具有湿热为先的壅结血症的肿块、寒邪而后的凝结于腹的气滞疼痛症状。《黄帝内经》有"任脉为病，男子内结七疝，女子带下瘕聚"的论述，七疝即冲疝、厥疝、瘕疝、狐疝、溃疝、癥疝、颓疝，其证既然有不同之别，就会有不同的症状与脉象，故在本书中会有多种不同的证脉出现在名同证异的疝瘕之证中。

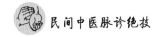

五、小结

1. 脉象指感特征

沉伏之间，实弦而长，重取有力，中轻迷茫。

2. 脉象机理分析

阴寒凝聚，沉伏脉弦；正邪相争，脉深力强。

3. 脉象主病

（1）寒盛疼痛：牢为寒实，寒疝腹痛；癥瘕痞块，气凝而成。

（2）寒凝壅证：牢脉寒积，凝聚痛成；伏梁息贲，久必坏证。

（3）虚证见牢：牢脉实邪，虚见逆证；临证思辨，且勿乱刑。

4. 三部主病歌诀

寸牢息贲左浮梁，关肝冷积脾癖成。

左尺奔豚肾积冷，右尺寒凝疝瘕疼。

第十八节　濡脉

濡脉，脉象濡弱细软之意。此脉象是湿淫侵入、脏腑气机郁结湿自内生的重要标志。濡脉的形成主要与机体气血虚弱、阳衰阴伤，湿邪之气乘虚内侵滞留于营脉，导致脏腑气血运行受限有关。机体由湿滞引发的寒湿、湿热及虚劳血证等，皆会反映出气阴不足、湿气遏阻的濡脉现象。故"逢濡知虚，濡至湿凝"的脉学理论是本节讲述的重点内容。

一、取脉方法和指感特征

三指在寸、关、尺三部定位，以浮、中、沉常规方法取脉，指下脉来有似轻浮而细软的丝帛漂浮于水中，轻手触之即得，而中、重取之又沉而不见的感觉。《脉诀汇辨》说："濡者，即软之象也。必在浮候见其细软，若中候、沉候，不可得而见也。"这就是我要介绍的第十八个脉象——濡脉。

二、脉象机理分析

濡脉的形成主要有以下两种情况。一是脏腑虚弱，气血不足，营中空虚。气之不足，营气虚浮，营脉浮取可得；血之不足，营中空虚，中、沉取皆空空如也，细软而无力。二是湿邪留滞营中，阻滞气血在营中正常地充盈和运行。气血不能充盈营脉，以致营脉浮取轻濡可见，中、沉取却感觉脉气散而不见。故上述情况皆可见到似帛细软漂浮在水中的濡脉。

三、濡脉常见病证

1. 虚劳血证

濡脉诸虚，精亏血少；吐泻汗证，久必损形。

虚劳血证的主要病机是脏腑虚弱而引发气血精津亏损或内耗，常见脉象多为虚弱、沉微、细数，脉象兼濡者，是湿邪乘虚而入之故。常见症状为精神疲怠、少气懒言、乏力自汗，或面色萎黄、心悸怔忡、失眠健忘、头晕目眩、耳鸣耳聋、手足麻，或腰膝酸软、眩晕耳鸣、五心烦热、遗精盗汗、妇人经带失常，或兼见恶寒肢冷、四末不温、夜尿频多、大便溏薄等症状。

2. 湿邪侵淫

濡微细缓，湿郁多见；濡微细数，郁热必成。

湿邪侵淫的病机是湿邪由外而内侵入机体，或脾虚运化失司而湿邪自内而生，以致发生湿邪积聚，阻滞气血正常运行，困扰机体及脏腑功能活动，常见头昏、身体困重、四肢沉重或麻木、下肢微肿、发热、胸痞、脘闷、食欲不振、小便混浊不清、大便溏或泄泻等症状。临证可见脾虚湿郁

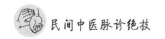

的濡微细缓之脉或湿郁热证的濡微细数之脉等。

四、濡脉在寸、关、尺部位的脉证分析

1.濡脉出现在寸部

濡脉在两寸出现，左主以血少为主的心气血少，右主肺气不足。即左寸部见濡脉时，多为心之气血虚少而痰湿上行蒙蔽心窍之病证，常见心悸怔忡、失眠健忘，或痰湿蒙蔽心窍以致昏不知人、喉有痰声、恶心呕吐等。右寸见濡脉时常为肺气不足或肺脾两虚，导致湿邪内留为患的虚弱之病证，多见咳嗽痰稠、胸闷脘痞、体倦乏力、大便时溏等。

（1）心悸，心脾两虚证。整体脉象：沉细或虚弱。分部脉象：左寸兼细濡，右关虚弱显著。

脉解：整体脉象沉细或虚弱，沉主里，细或虚弱之脉皆为气血不足。分部脉象左寸细濡，为心血虚少湿气上蒙之征，右关虚弱为脾虚之象。

分析判断：脉象沉细或虚弱是气血虚弱之征，左寸兼有细濡、右关虚弱是心血不足、脾虚湿气凌心的心脾两虚的表现，常证见心悸、头晕、失眠、体虚乏力等症状。由此可以判断，该脉象是心脾两虚的心悸之象，证候可见心悸、头晕、失眠、健忘、面色萎黄、脘腹胀满、饮食减少、大便失调、神疲乏力，以及妇人月经过多、经水淋漓不尽，或有便血、皮下出血现象，舌质淡嫩、苔白等。

西医的神经官能症、神经衰弱、缺铁性贫血等，属于中医的心脾两虚心悸的范畴，临证可参考此脉象对这些疾病进行辨证治疗。

（2）神昏，痰蒙心窍。整体脉象：沉滑无力或濡缓。分部脉象：左寸关兼细濡显著。

脉解：整体脉象沉滑无力或濡缓，为痰湿瘀阻之征。分部脉象左寸关细濡，为心血不足肝血虚少之象。

分析判断：主脉沉滑无力、左寸关细濡之脉明显，两组脉象合为沉滑

细濡或兼缓的血虚、痰湿上蒙于心的脉象，病人必会出现神志不清、恶心呕吐等症状。依此可以判断，该脉象是痰蒙心窍的神昏之征，该证病机为心血不足肝血虚少，痰湿之邪乘虚入侵而上蒙心窍，可见面色晦滞、胸闷腹胀、食欲减退、神志模糊、语言不清、昏不知人、昏迷之后多无发热、静而不烦、喉有痰声、恶心呕吐、舌苔白腻或灰腻等。

（3）咳嗽，痰湿蕴肺。整体脉象：濡滑无力。分部脉象：右寸关兼沉濡显著。

脉解：整体脉象濡滑无力，濡为湿，滑为痰，为痰湿积聚之象。分部脉象右寸关沉濡，沉主里证，病位在肺脾。

分析判断：主脉濡滑无力，右寸关兼沉濡，是痰湿积聚于肺部的脉象。痰湿积于肺，肺气失宣必见咳嗽多痰之症。据此分析，该脉象是痰湿蕴肺的咳嗽之征，该证病机为湿邪入内困及肺脾，气机升降受抑失司，以致咳嗽痰多（黏稠成块、色白或灰）、咳声重浊、因痰而嗽、痰出咳平、早晨痰盛、食后痰多、食腻加重、胸闷脘痞、呕恶食少、体倦乏力、大便时溏、舌苔白腻等。

（4）湿遏卫气，湿郁肌表。整体脉象：濡缓无力。分部脉象：右寸关兼细。

脉解：整体脉象濡缓无力，为气虚湿邪郁阻之象。分部脉象右寸关细。说明病位在肺脾部位，为阳气不足、湿气内扰之征。

分析判断：主脉象濡缓无力，右寸关兼细脉，是营卫之气虚弱、寒湿之邪乘虚侵于卫表之表现，必有恶寒发热、体倦身重等症状。由此分析判断，该脉象是湿遏卫气的湿郁肌表之象，证见湿遏卫气、恶寒发热、胸脘痞闷、口不作渴、身重而痛、体倦面垢、小便清长、舌苔白滑等。

2. 濡脉出现在关部

濡脉在两关出现，多以湿邪困阻气机，肝脾或脾肾的疏运或排泄功能出现障碍，以致出现寒湿或湿热证候。当左关出现濡脉时，常见因肝阴不足或肝脾功能受阻以致湿热留滞引发的疾病，证见湿热所致的身体困重、胸痞脘闷、小便短赤涩痛、经期淋漓或赤白带下、神疲乏力、胸闷烦躁等。当右关出现濡脉时，多为脾胃气机虚弱，痰湿内生，湿邪阻遏，气机升降功能失常，以致脾胃湿热或寒湿之证的形成。湿热中阻，可见身热不扬、腹满纳差、虚寒呕吐、四肢不温、尿赤浑浊、大便溏薄等症。

（1）经间期出血，湿热证。整体脉象：细弦或缓。分部脉象：左关兼濡滑。

脉解：整体脉象细弦或缓，为血虚湿郁之征。分部脉象左关濡滑，说明病位在肝胆，濡滑为痰湿热证之象。

分析判断：主脉象细弦或缓、左关兼有濡滑脉象，反映湿热之证在肝胆部位。肝木郁热，克伐脾土，脾运失司，湿热溜滞于中下焦部位，必会出现烦闷纳差、神疲乏力、小便短赤、男子湿热遗精、女子经带血证。临证若逢女子为病，必会有经间期出血淋漓之症。由此分析判断，该脉象是湿热引起的经间期出血之象，该证病机为湿热困于下焦血府，以致经间期出血或经期淋漓、出血量少、色红质黏或色暗质稠或色淡、赤白带下、神疲乏力、骨节酸痛、胸闷烦躁、纳差、小便短赤、苔黄白腻等。

西医的排卵期出血与中医妇科的经间期出血症状基本相同，临证可以参考本脉象进行辨证论治。

（2）内伤发热，湿热证。整体脉象：濡或濡数。分部脉象：左关兼濡滑、右关兼濡弱显著。

脉解：整体脉象濡或濡数，为湿热之象。分部脉象左关濡滑、右关濡弱，说明病位在肝脾，为痰湿瘀阻肝脾之征。

分析判断：主脉濡或濡数，左关濡滑、右关濡弱，是湿热瘀积于肝脾的脉象，肝脾湿积郁热久之必会有发热之证。据此分析，该脉象是湿热的内伤发热之象，该证病机为肝郁或脾虚伤食、运化失常、水湿内停、郁久化热，以致身困低热、午后热甚、胸闷重着、纳少呕恶、口不欲饮或饮即吐、大便稀薄或黏而不爽、苔白黄腻等。

（3）湿热中阻证。整体脉象：濡数无力。分部脉象：右关兼濡滑显著。

脉解：整体脉象濡数无力，濡主虚、主湿，数主热，为湿热之征。分部脉象右关濡滑，滑为痰，说明病位在脾胃，为痰湿之征。

分析判断：主脉象濡数无力、右关部位兼濡滑，两脉组合为濡滑数而无力的湿热瘀阻脉象，且病位重点在右关脾部位，无疑是痰湿热证瘀阻了脾胃。依此分析，该脉象是湿热中阻脾胃的病证之象，证见口苦黏腻、胃满纳差、胸闷腹胀、渴不欲饮、尿赤浑浊、身热不扬、舌苔黄腻等。

（4）寒湿伤脾。整体脉象：沉濡迟缓。分部脉象：右关兼细濡显著。

脉解：整体脉象沉濡迟缓，沉主里，濡主湿，迟主寒，缓主虚湿，此为多脉组合脉象，为里虚寒湿证。分部脉象右关细濡，说明病位在脾胃，为脾虚湿证之征。

分析判断：主脉象沉濡迟缓、右关兼有细濡的脉象，是寒湿在脾胃的反映。据此不难判断，该脉象是寒湿伤脾之征，证见胸满痞结、不思饮食、脘中痞闷、形寒肢冷、苔白腻等。

3.濡脉出现在尺部

濡脉在两尺出现，多主肾之阴阳失于调和，湿邪乘虚内侵所致的下焦湿热或寒湿之证。当左尺出现濡脉时，多主肾阴虚损湿热内侵之阴精虚损证或妇人经血虚弱或闭阻等。当右尺出现濡脉时，即会出现寒湿抑制肾气导致肾阳虚弱的寒湿证，常见行经浮肿、泄泻、便溏、腰部冷痛、带下异常等。

（1）遗精，湿热下注、扰动精室。整体脉象：濡数无力。分部脉象：左尺兼濡滑显著。

脉解：整体脉象濡数无力，濡主湿，数主热。分部脉象左尺濡滑，说明病位在肾，为湿热内扰、下焦热盛之象。

分析判断：主脉濡数无力、左尺兼有濡滑，两组脉象合为濡滑数而无力的湿热瘀聚脉象，且部位在下焦，其证必见小便炽浊、大便溏泄、男子遗精、女子经带异常。临证若为成人男子遗精之症状，依此推理分析，该脉象是湿热下注的遗精之征，证候为肾阴虚弱、遗精频作、尿时精流、小便赤浊、心烦少寐或口舌生疮、大便溏臭、脘腹痞闷、恶心、舌苔黄腻等。

（2）闭经，痰湿阻滞。整体脉象：滑或濡缓。分部脉象：左关弦滑、尺兼濡滑显著。

脉解：整体脉象滑或濡缓，滑为痰，濡缓为脾虚湿证。分部脉象左关弦滑、尺濡滑，说明病位在肝肾，为痰湿郁阻之象。

分析判断：主脉滑或濡缓，左关弦滑、尺濡滑，说明痰湿已瘀阻肝肾，妇人为此脉象必见胸胁满闷、气血受阻的闭经之症。据此分析判断，该脉象是痰湿阻滞的闭经之征，该证病机为痰湿过盛致肝肾经气受阻，任冲二脉空虚，以致月经停闭、数月不潮、形体肥胖、胸胁满闷、呕恶痰多、神疲倦怠、嗜卧多寐、面足浮肿、带下量多色白黏稠、舌苔厚腻等。

（3）脾肾阳虚，行经浮肿。整体脉象：沉缓濡细。分部脉象：右尺兼濡微显著。

脉解：整体脉象沉缓濡细，为里虚弱寒湿之象。分部脉象右关尺濡微，说明病位在脾肾，为脾肾阳虚之征。

分析判断：主脉沉缓濡细、右关尺兼有濡微，是精血不足、阳气虚微的反映，主要表现在脾肾部位的虚寒病证中。男子精气虚冷、女子经血虚寒是此脉象的常见病证。沉缓濡细、阳气虚弱不足的脉象组合出现，必会有四肢不温、大便溏薄甚至虚肿的症状。若逢女子经期来临，必有虚寒浮肿、经色淡红质薄的症状。依此可以判断，该脉象是脾肾阳虚的行经浮肿之征，证见经期面部及下肢浮肿、腹胀纳减、腰膝酸软、四肢不温、大便溏薄、行经量多、经色淡红质稀或带下清冷、舌质淡白、舌苔白腻等。

（4）痰湿白带。整体脉象：濡滑兼见。分部脉象：右关尺虚濡显著。

脉解：整体脉象濡滑兼见，为痰湿之象。分部脉象右关尺虚濡，说明病位在脾肾，为脾肾阳虚痰湿之征。

分析判断：主脉濡滑兼见、右关尺部位兼有虚濡的脉象，是脾肾阳虚、痰湿困扰的反映，常见胸闷泛恶、腹冷泄泻、妇人带下异常等病症。临证逢妇人为病，据此脉象可以判断，病为痰湿白带，证候胸闷泛恶、纳谷不香、嗜卧倦怠、身体困重、带下量多色白黏稠且有秽气、舌淡苔腻等。

五、小结

1.脉象指感特征

浮细软弱，是为濡脉；轻软细柔，犹如羽帛。

2.脉象机理分析

气血不足，营脉难充；湿侵湿聚，营气难行。

3.脉象主病

（1）虚劳血证：濡脉诸虚，精亏血少；吐泻汗证，久必损形。

（2）湿邪侵淫：濡微细缓，湿郁多见；濡微细数，郁热必成。

4.三部主病歌诀

> 寸濡心迷肺涎壅，关肝血弱脾湿行。
>
> 左尺濡微精血少，右尺濡泄带下寒。

第十九节　弱脉

弱脉，弱为软而无力、衰弱之意。弱脉脉体状细、软而无力，是以血虚为主的气血虚弱病证的主脉象。弱脉的形成多与阴血、津、精的虚损有

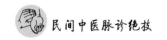

关，以上虚损是气虚证候的基础病因。

一、取脉方法和指感特征

三指按寸、关、尺三部定位，同样以浮、中、沉的常规方法取脉，指下轻取不得，中取不显，沉取而脉应。其脉沉而至数清晰，指感极软而细弱，若再深取其脉又有失而不见的感觉。弱脉的取脉特点可以用二十个字来概括，即：浮取不见脉，中取脉不清，沉取脉初显，重按又欲绝。《脉经》说："弱脉极软而沉细，按之欲绝指下。"《千金翼方》说："按之乃得，举之无有，濡而细，名曰弱。"这就是我要介绍的第十九个脉象——弱脉。

二、脉象机理分析

气为血之帅，血为气之母；精血不足，营气必虚。血府虚弱，营气随之渐虚；营中气虚血少，营脉空虚失充，营血无力正常运行，故会出现沉软细弱而无力的细弱脉象。

三、弱脉常见病证

1.脾阳虚弱

气虚脉弱，脾胃虚寒，腹胀腹冷，纳呆便溏。

气虚脉弱病因在血，因血为气之母。血不足，其气必虚。脾气由心血濡养，当心血不足以濡养脾胃时，脾胃之气自然虚弱，功能亦会逐渐减退。阳气虚损，脾胃固然虚寒，出现腹胀腹冷、纳呆便溏，脉象上便会反映出弱脉。

脾气因之而虚弱，反过来会影响脾胃受纳、运化、吸收和升发的功能，阴血化生无源会影响心血的生成，这也是导致心脾两虚脉证的主要原因。

2. 气虚血证

血虚脉弱，出血诸证，吐衄咳崩，日久衰形。

气虚引发血证，多指因气虚而出现的出血诸症。气虚所致的各种出血，如吐、衄、咳、崩等症，临证皆可见到弱脉。

3. 肝肾两虚

阴虚脉弱，肝肾两伤，体虚盗汗，眩晕耳鸣。

肝肾两虚之证，多指体虚盗汗、眩晕耳鸣等肝肾精血不足的证候。此证属于精亏血少之证候，故临证可见到弱脉。

4. 心阳不振

阳虚脉弱，心悸气短，肢冷便溏，神疲自汗。

阳虚所见到的心悸气短、面色㿠白、肢冷便溏、神疲自汗等病症，同样是由长期的心血虚少逐渐导致。比如长期熬夜，体力过度透支，以及各种原因导致的失血过多，都会使心血虚少，引起心阳不振，会出现弱脉。

四、弱脉在寸、关、尺部位的脉证分析

1. 弱脉出现在寸部

弱脉在两寸出现，主要是血虚而产生心肺功能衰弱或不足的脉象。当左寸部位出现弱脉时，常会发生心血不足或心阳虚弱的气血两虚病证，临证常见心悸怔忡、心痛胸闷、失眠多梦、头晕目眩、肢倦神疲、面色少华等症。当右寸部位出现弱脉时，多为肺阴不足或气阴两伤的心肺所居的胸部疾患，证见胸满憋闷、呼吸气短、心悸胸闷、倦怠懒言等。

（1）心悸，心血不足。整体脉象：细弱无力。分部脉象：左寸虚弱无力显著。

脉解：整体脉象细弱无力，是气血虚少的主脉象。分部脉象左寸虚弱无力，病位在心，是气血不达心位的象征。

分析判断：主脉象细弱无力，左寸虚弱无力显著，说明血少的原因在

心，病机为心的功能虚弱，心血空虚无力充营运行，其证必见因血虚少引起的心慌、气短、头晕等症。根据上述分析可以判断，该脉象是心血不足的心悸之征，证候为心悸气短、头晕目眩、面色无华、失眠多梦、倦怠乏力、舌淡苔白等。

（2）不寐，心脾两虚。整体脉象：细弱无力。分部脉象：左寸及右关兼虚弱显著。

脉解：整体脉象细弱无力，为气血两虚的脉象。分部脉象左寸虚弱，为心血虚少；右关虚弱，为脾虚。

分析判断：主脉象细弱无力，左寸心与右关脾部位兼有明显的虚弱脉象，必会出现心脾两虚的失眠健忘、肢倦神疲等症状。不难判断该脉象是心脾两虚的不寐之征，证常见多梦易醒、心悸健忘、头晕目眩、肢倦神疲、饮食无味、面色少华、舌淡苔薄等。

（3）肺胀，肺肾两虚。整体脉象：沉弱细数。分部脉象：右寸尺虚弱显著。

脉解：整体脉象沉弱细数，为里虚热之脉象。分部脉象右寸尺虚弱显著，说明病位在肺肾，为肺肾气虚之征。

分析判断：主脉沉弱细数、右寸尺部虚弱显著，是肺肾气阴虚弱的脉象。由于肺久咳不愈，痰湿阻肺失于宣降，久之及肾，肾失纳气则气必上逆于肺，即会出现胸闷气短的肺胀症状。据此分析，该脉象是肺肾两虚的肺胀之征，证见胸满憋闷、呼吸气短、气喘难续、语声低怯、动则喘甚、张口抬肩、不能平卧、咳嗽痰白似白沫、咯吐不利、心悸易汗、面色晦暗、舌淡而暗等。

（4）胸痹，气阴两虚。整体脉象：细弱无力。分部脉象：两寸沉细弱显著。

脉解：整体脉象细弱无力，为气虚血弱之脉象。分部脉象两寸沉细弱，说明病位在心肺部位，为心血不足、肺气虚弱之征。

分析判断：主脉象细弱无力、两寸沉细弱显著，是心肺气阴两虚瘀而不畅的脉象，临证必见胸闷气短或有闷痛之症状。依此可以判断，该脉象是气阴两虚的胸痹之征，证见因心血虚少、肺气不足引起的胸闷隐痛时作时止，及心悸气短、倦怠懒言、面色少华、头晕目眩遇劳则甚、舌质偏红等。

2.弱脉出现在关部

弱脉在两关部位出现，常见由肝血虚少或脾虚及心脾两虚引起的肝或心脾证候。当左关部位出现弱脉时，常见肝血不足引起的头晕或头目不清、筋骨疾患，及肝脾两虚病证、妇科经血失调病证等。当右关出现弱脉时，多见于脾胃或心脾两虚的虚弱病证，常见不寐及气短神疲、肢倦乏力、四肢不温、胸闷纳差、大便溏泻、脾虚出血等。

（1）血虚头痛。整体脉象：细弱无力。分部脉象：左关虚弱显著。

脉解：整体脉象细弱无力，为血虚气弱之象。分部脉象左关虚弱，病位在肝，为阴血不足之象。

分析判断：主脉象细弱无力，而左关部位兼有虚弱显著的脉象，反映肝血虚少。肝血虚少多表现为头痛及头目不清等症状。依此分析判断，该脉象是血虚头痛之征，证常见头隐痛缠绵而午后加重、头昏眼花、心悸心烦、身倦神疲、面色无华、舌淡瘦细等。

西医的脑卒中、颅内血肿、脑血管炎等疾病与血虚头痛常密切相关，此类疾病的脉象以沉细弱脉为顺证，若在病程发展变化中出现浮弦数或沉弦有力等脉象可视为逆证，预示病情危急，医者不可忽视。

（2）经期延后，血虚。整体脉象：细弱无力。分部脉象：左关虚弱显著。

脉解：整体脉象细弱无力，为气血虚弱之象。分部脉象左关虚弱，病位在肝，为肝血虚之象。

分析判断：主脉细弱无力、左关虚弱显著，反映肝血虚少。肝血虚的主要表现为肢体麻木、头昏眼花、两眼干涩、视物不清，以及妇人月经量少、经期延后或闭经等症。临证若逢妇人有此脉象，必有经血虚少的经期延后的症状。对于肝虚血少的闭经症状，临证还应见两尺部位的肾虚脉象。依此分析判断，该脉象是血虚的经期延后之征，证见经期延后、量少色淡、小腹空痛、身体瘦弱、头昏目眩、心悸不安、面色苍白或萎黄、皮肤不润、爪色不荣、舌淡苔少等。

（3）崩漏，脾气虚弱。整体脉象：沉细而弱，或虚而无力。分部脉象：右关尺濡弱显著。

脉解：整体脉象沉细而弱或虚而无力，为气血虚弱之象。右关尺濡弱，说明病位在脾肾，为脾肾气虚之征。

分析判断：主脉沉细而弱或虚而无力，右关尺濡弱显著，是脾气虚弱、真阳虚衰、冲任受损失于固摄精血的脉象，必见男子失精、女子漏崩之症。临证若逢妇人有此脉可以判断，该脉象是脾气虚弱的崩漏之征，该证病机为经血非时而至，淋漓不断失于调治，以致暴崩，出现经色淡质薄、气短神疲、肢倦乏力、面色㿠白、面浮肢肿、四肢不温、胸闷纳差、大便溏泻、舌质淡胖边有齿痕、舌苔薄白或白腻等。

（4）痞满，脾胃虚弱。整体脉象：沉弱无力，或虚而无力。分部脉象：右关尺虚弱显著。

脉解：整体脉象沉弱无力或虚而无力，为脏气虚弱之象。分部脉象右关尺虚弱，病位在脾肾，为脾虚和肾阳不足之征。

分析判断：主脉象沉弱无力或虚无力，右关尺兼有虚弱，是脾胃虚弱、肾气不足的脉象。临证见此脉象必有脘腹胀满、肢冷便溏等症状。依此分析，该脉象是脾胃虚弱的痞满之征，证见胃脘痞满反复发作并时轻时重、食欲不振、面色萎黄、神疲身倦、喜温抚按、气短乏力、肢冷便溏、舌淡苔白等。

3. 弱脉出现在尺部

弱脉在两尺出现，为肾之气阴不足的病证脉象。当左尺出现弱脉时，多为肾阴不足所致的男子失精、女子失血诸证，常见男子阳痿及妇人痛经、经血量少、行经期间身痛麻木等。当右尺出现弱脉时，常因精血虚弱引起肾气亏损、肾阳不足，以致腹部虚寒或泄泻等，症见经期腹痛绵绵不休、或腹空坠、或经后痛并经净不减、神疲乏力、纳少便溏等。

（1）阳痿，心肾不足。整体脉象：细弱无力。分部脉象：左寸尺兼沉。

脉解：整体脉象细弱无力，为阳气及阴血虚弱之象。分部脉象左寸尺沉，说明病位在心肾，为心肾气阴不足之征。

分析判断：主脉象细弱无力、左寸尺兼沉，二脉组合为心血虚少、肾气不足的脉象，病人必有腰膝酸软、阳事不举之症。据此可以判断，该脉象是心肾不足的阳痿之征，证见阳事痿弱、无性欲感、精神不振、面色不华、身倦乏力、腰膝酸软、心悸易惊、多梦不寐、舌质淡、苔薄白等。

（2）痛经，肝肾虚损。整体脉象：细弱无力。分部脉象：左关尺虚弱显著。

脉解：整体脉象细弱无力，为气虚血弱之象。分部脉象左关尺虚弱显著，说明病位在肝肾。

分析判断：主脉象细弱无力，左关尺虚弱无力显著，病机为是肝肾阴精虚损，以致冲任空虚，经行后胞宫失濡养、胞宫受损，表现为腰酸、小腹隐痛等症状。依此分析判断，该脉是肝肾虚损的痛经之征，证见妇人经后腰酸、小腹隐痛并喜揉喜按、行经量少色淡、潮热、耳鸣、头晕目眩、足跟疼痛、舌苔薄白等。

（3）肾虚泄泻。整体脉象：沉细而弱。分部脉象：右尺微弱显著。

脉解：整体脉象沉细而弱，沉主里，细弱为气虚血弱之象。分部脉象右尺微弱显著，病位在肾，为肾阳不足之征。

分析判断：主脉象沉细而弱、右尺部位微弱显著，是肾虚阳气不足的脉象。肾阳不足温化失司，必见形寒肢冷、手足不温的泄泻之症。据此可以判断，该脉象是肾虚阳气不足的泄泻之征，证见肾阳不足引发的腹痛肠鸣、便意急迫、泻后痛止、五更泻、平时腹冷、身倦神疲、形寒肢冷、手足不温、舌淡苔白等。

（4）痛经，脾肾虚弱、气血两虚。整体脉象：细弱无力。分部脉象：右关尺濡弱显著。

脉解：整体脉象细弱无力，为气虚血少之象。分部脉象右关尺濡弱显著，病位在脾肾，为脾肾阳气不足之象。

分析判断：主脉细弱无力为气血两虚的脉象，右关尺濡弱为脾肾虚弱的脉象，病人必有脾肾虚弱的腹痛泄泻或气血两虚的痛经。若女子经期见此脉象，必有痛经之症。依此可以判断，该脉象是脾肾虚弱、气血两虚的痛经之征，证见经期腹痛绵绵不休、或腹空坠、或经后痛且经净不减、喜揉喜按、月经量少、色淡质薄、面色不华、神疲乏力、纳少便溏、舌质色淡等。

五、小结

1.脉象指感特征

软而沉细，轻取不见，沉取应指，重取欲绝。

2.脉象机理分析

阳气不足，营运无力；精血不足，营脉失充。

3.脉象主病

（1）脾阳虚弱：气虚脉弱，脾胃虚寒，腹胀腹冷，纳呆便溏。

（2）气虚血证：血虚脉弱，出血诸证，吐衄咳崩，日久衰形。

（3）肝肾两虚：阴虚脉弱，肝肾两伤，体虚盗汗，眩晕耳鸣。

（4）心阳不振：阳虚脉弱，心悸气短，肢冷便溏，神疲自汗。

4.三部主病歌诀

> 寸弱肺虚心血少，关肝脾虚血不荣。
>
> 尺部腰酸下体冷，伤精伤血孕难从。

第二十节 芤脉

芤，古时葱的别名。芤脉，意为脉体似葱管，按之无力而边实中空的脉象。芤脉主失血、津伤之证，大量的失血及汗、吐、下等导致的重证过于伤津，是本节芤脉讨论的主要内容。

一、取脉方法和指感特征

以三指定位寸、关、尺三部，以浮、中、沉常规取脉方法寻脉，如果指下感觉脉体虚浮而弱，按之无力、软而中空，且脉管两侧的脉管壁上似乎有一点实力指感，就可以判断这个部位就是失血伤津引起的浮大而软、中空无力、两侧壁微实似葱管的芤脉。正如《脉经》所述"芤脉，浮大而软，按之中央空，两边实"，《景岳全书》说"浮大中空，如按葱管"。这就是我要介绍的第二十个脉象——芤脉。

二、脉象机理分析

芤脉为血失津伤的主脉象，脉象的形成主要与短期内出血量过多，或汗、吐、下引起体内津液严重流失等有关。由于多种原因导致营血、津液大量流失，原本气阴充盈的营脉瞬间形成阴血亏虚状态，此时大量的营气虚浮于营管内以支撑一时虚空的营脉，形成血管外壁犹实而血管中虚空的现象，故见脉来虚大而软、边实而中空，按之手感如葱的芤脉。

当血失津伤的芤脉出现后，营脉由于不能及时得到充填，久之脉象会

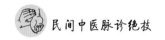

逐渐向虚弱的方向发展，而后血失津伤的芤脉逐渐转化为气血两虚的脉，如出现虚弱或细弱微涩的劳伤脉。

三、芤脉常见病证

1. 出血重症

芤主失血，诸暴血伤；内血外血，见芤非良。

出血重症，是指不同原因导致的机体内部或外部大量出血的病证。一般原因引起的少量出血的现象，不会引起脉搏的明显变化。当出血病证出现芤脉时，表明大量出血后血少伤阴的严重性，如大量吐血、衄血、便血、崩中下血不止及外伤失血过多等，皆可以出现芤脉。

2. 热病伤津

芤主伤津，热病津亡；汗吐下过，其津必伤。

热病伤津之证，主要包括大汗、呕吐或泻下不止等伤津脱水的重症。由于津液严重损伤，导致气血生化无源，营脉阴血虚空，营气虚浮于内，同样会出现营亏津伤的芤脉。

四、芤脉在寸、关、尺部位的脉证分析

芤脉在寸、关、尺部位所主的出血证范围是极为有限的。芤脉与其他脉象不同，不会与其他脉象组合出现在多种病证中。芤脉主要反映以脏腑虚实病证为前提的出血证，在无出血的情况下很少会出现由汗、吐、下导致的芤脉。一般出现伤津的虚弱证，多以细微或细数的阴伤脉象为主，只有津损较为严重的少数病人，会短暂出现芤脉。

寸关尺部位的芤脉反映的病证，主要指上焦部位的瘀血及衄血、中焦部位的吐血、下焦部位的便血及崩中下血。

1. 芤脉出现在寸部

当两寸部位出现芤脉时，可见由上焦虚弱、邪热侵肺所致的吐血及

衄血。

鼻衄，素体虚弱、热邪犯肺。整体脉象：浮数而弱。分部脉象：右寸芤。

脉解：整体脉象浮数而弱，为体虚风热之象。分部脉象右寸脉芤，病位在肺，芤为失血之象。

分析判断：主脉浮数而弱、右寸脉芤，是风热之邪乘虚上犯于肺的实热内侵的脉象。肺为娇脏，司呼吸、主皮毛、开窍于鼻，是风热实邪由表入里的路径，临证见此脉象必有虚而兼实的肺热出血症状。因鼻中浮络浅表密集而脆弱，风热之邪极易伤及脉络以致热迫血行，使血从鼻中而出，故临证逢此脉象，可以判断是素体虚弱、热邪犯肺的鼻衄所致，证见衄血量多频频不止、神疲乏力、口渴烦躁、苔薄色黄等。

2. 芤脉出现在关部

芤脉在两关出现时，常见胃热或肝火犯胃所致的血从胃部呕出，或兼有黑褐色豆沙状便血等。

（1）吐血，肝火犯胃。整体脉象：脉弦而数。分部脉象：右关芤。

脉解：整体脉象弦而数，弦主积聚，数主热证。分部脉象右关脉芤，病位在胃部，芤主失血。

分析判断：主脉象弦而数，右关部位芤，是肝火旺盛犯脾胃，导致脾胃有出血症状的脉象。据此分析判断，该脉象是肝火犯胃的吐血之征，该证病机为肝郁化火，热聚于胃，可见口苦易怒、烦躁不安、口吐鲜血或血暗紫色、舌红或绛等。

（2）胃热吐血。整体脉象：脉滑而数。分部脉象：右关芤。

脉解：整体脉象滑实而数，为实热症状的主脉象。分部脉象右关脉芤，病位在脾胃，芤主出血。

分析判断：主脉滑数、右关脉芤，是实热内盛以致胃热出血的脉象，临证依据脉象在关部的表现可以判断，此脉象是胃热吐血之征，病机为该

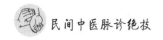

证热郁中焦，证见脘腹胀痛、烦闷不舒、口臭干渴、口吐鲜血、大便褐黑如豆沙、舌红苔黄等。

（3）吐血，气不摄血。整体脉象：细弱无力。分部脉象：右关芤。

脉解：整体脉象细弱无力，细为阳气不足，弱为血弱。分部脉象右关脉芤，病位在脾胃，芤为失血之象。

分析判断：主脉象细弱无力、右关脉芤，是脾气虚摄血功能失常的脉象。右关脉芤，说明此病在胃部，有出血之症。依此可以判断，该脉象是脾虚气不摄血的吐血之征，证见吐血频频缠绵不止且时轻时重、血色暗淡、神疲乏力、心悸气短、面色苍白、舌质淡白等表现。

3. 芤脉出现在尺部

当芤脉出现在两尺部位时，多为尿血及崩漏下血之证。

（1）肾气不固之久病尿血。整体脉象：沉弱无力。分部脉象：左尺芤。

脉解：整体脉象沉弱无力，沉主里，弱主血虚。分部脉象左尺脉芤，病位在肾，芤主失血，为肾气虚弱而致下焦失血之象。

分析判断：主脉沉弱无力、左尺芤，是肾之气阴虚弱，肾气虚损以致肾虚不固的血尿证脉象，临证必有久病尿血的症状。依此分析判断，该脉象是肾气不固的久病尿血之征，证见尿血、精神困惫、头晕耳鸣、腰脊酸软无力或疼痛、舌质色淡苔薄等。

（2）崩中下血，肾阳虚弱。整体脉象：沉细微弱。分部脉象：右尺芤。

脉解：整体脉象沉细微弱，沉主里证，细微弱为气虚血弱之征。分部脉象右尺脉芤，病位在肾，右尺为肾阳之脉位，芤脉主失血。

分析判断：主脉沉细微弱、右尺部位芤，是阳气虚微出血的脉象。右尺脉芤，说明肾阳不足，以致脾阳虚弱摄血无能，这是出血的主要原因。依此分析判断，该脉象是肾阳虚弱的崩中下血之征，证见妇人肾阳虚弱、行经无定期、出血量多、淋漓不尽、色淡清稀、畏寒肢冷、精神疲惫、头晕目眩、面色晦暗、腰腿酸软、大便溏薄、小便清长、舌淡苔薄白等。

（3）崩中下血，肾阴不足。整体脉象：沉细数无力。分部脉象：左尺芤。

脉解：整体脉象沉细数无力，沉主里，细数为血虚热之象。分部脉象左尺脉芤，病位在肾，左尺为肾阴之脉位，芤脉主失血。

分析判断：主脉象沉细数无力、左尺脉位兼有失血的芤脉现象，是肾阴不足，虚火内生，下焦部位出现热盛迫血妄行的脉象反应，临证逢女子有此脉象，可以判断是肾阴不足的崩中下血之征，证见妇人经期错乱、经量少或多、淋漓不断、色红质稠、头晕耳鸣、腰膝酸软、手足心热、失眠盗汗、舌红苔少或无苔等。

五、小结

1.脉象指感特征

浮大而软，边实中空，虚浮濡弱，指犹按葱。

2.脉象机理分析

失血津伤，营脉失充；气浮填营，壁实中空。

3.脉象主病

（1）出血重症：芤主出血，诸暴血伤；内血外血，见芤非良。

（2）热病伤津：芤主伤津，热病津亡；汗吐下过，其津必伤。

4.三部主病歌诀

　　　　　寸芤虚火金血涌，关主木燃胃血行。

　　　　　尺部阳虚或阴火，崩中尿血经水洪。

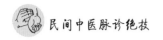

第二十一节　散脉

散，即不聚、散乱、散漫不收之意。散脉为心、肺、肾功能异常或衰败，是气血涣散凌乱之危重病证的脉象，病人心神欲散、命魂欲绝，医者应对此脉证予以高度重视。

古代医家有"心脉浮大而散，肺脉短涩而散"为平脉一说，其本意为心肺之脉以脉来轻松无骥为适，这里所说的"散"与"散脉"的本意不同。

一、取脉方法和指感特征

三指在寸、关、尺三部定位，以浮、中、沉常规取脉方法寻脉，当轻取时，指下感觉脉体比常脉较为宽大而虚、至数不清，其状如高空泼水分散而下有去无返，又如阵阵风沙从寸部向关尺呼呼散过无约束，稍重或重按之，指下感觉脉搏似有似无中断而复见。这一极无规律的脉搏反应，《脉经》称"散脉，大而散，有表无里"，李时珍《濒湖脉学·散脉体状诗》形容为"散似杨花散漫飞，去来无定至难齐"。这就是我要介绍的第二十一个脉象——散脉。

二、脉象机理分析

散脉主要与心、肺、肾功能虚衰有关。心阳或肺气虚衰，肾阳失守，虚阳之气虚浮于营中，故见脉体宽大而无力。气为血之帅，气盛则帅血正常运行。今虚阳之气散浮于营内，营血虚少而运行无主，气血聚散运行而无序，故见脉体虚散似"高空泼水""阵阵风沙"而至数不清，按之又"似有似无中断而复见"。

三、散脉常见病证

1. 心气虚衰

散主心衰，气血内乱，至数不清，心血微颤。

散脉的第一个主要病证就是心肺虚衰。所谓"气血内乱、至数不清"之脉象多见于心痹证的怔忡、喘证、水肿等。这些病症就是西医的慢性风湿性心脏病，其终会导致心脏瓣膜受赢，出现二尖瓣狭窄或关闭不全等现象。后期可有肝脾肿大，心血微颤的房颤，右房、左室大，附壁血栓形成，心腰部膨大，左心室功能下降，血液无法正常摄入到主动脉内，以致肺静脉淤血、动脉高压，形成肺功能及肝功能异常等危重症。

2. 肾气虚危

散为肾危，元气离散，肾虚适沉，虚浮散见。

肾气虚危也是散脉的主要病证。肾脉多以沉或沉细为常脉，当肾气虚危、元气即将离散的重症出现时，阳气虚浮而外散，便会出现极微的浮散脉象。此时会从脾肾虚衰、浊毒潴留的早期症状逐渐转变为终末期的肾衰竭，也就是西医的尿毒症。

3. 热伤气阴

散见病温，大热大汗，气阴耗损，呼吸短喘。

气阴两伤，常见于热病证候的大热、大汗、烦渴难眠，以及出现气阴耗损心肺的心悸怔忡、呼吸短促等症。这种严重的气阴损伤会导致脏气虚衰、气血凌乱涣散，从而出现细涩、散而无力的脉象。

四、散脉所主病证的脉证分析

散脉的形成，主要是因脏腑虚衰导致功能性及器质性改变，从而引发一系列危候，集中表现为心肺及肾脏衰危的症状。其病证的主要证候归纳为以下几点。

（1）心痹，阳气虚衰。整体脉象：结代或散。分部脉象：左寸细散。

脉解：整体脉象结代或散，结脉为阴寒积聚之象，代脉为心气虚衰之象。分部脉象细散，为气血内乱之象，左寸细散说明病位在心。

分析判断：脉象结代或散，左寸细散，必会出现阴寒痹阻心之脉的病变。由此可以判断，该脉象是阳气虚衰的心痹之征，证见胸闷气短、心痛心悸、畏寒肢冷、腰酸无力、面色苍白、汗出气促、唇甲淡白或青紫、舌淡白或暗紫等。

据临证观察，阳气虚衰的心痹常见沉细或沉微的阳虚脉象，散脉并不明显，只有在病情发展为危重症时，才会见到明显的散脉。

（2）肺胀（肺源性心脏病）。整体脉象：细弱或散。分部脉象：两寸散脉。

脉解：整体脉象细弱或散，细弱为气血虚弱之象，散脉为气血衰败之象。分部脉象两寸散脉，病位在心肺。

分析判断：脉象细弱，两寸出现散脉，是心肺部位出现了脏气衰败的征象，此时必会出现心肺部位的胸闷及喘促等症状。由此可知，该脉象是肺心病引起的肺胀之征，证见喘息气促、咳嗽、咳痰、胸部膨满、胸闷如塞、唇甲发绀、心悸、浮肿等。

肺胀病证是肺心同时为病的病证，西医称为肺源性心脏病，故针对该病临证可参考细弱或散、两寸皆散的脉象进行分析判断。

（3）心肾衰竭。整体脉象：虚大而散。分部脉象：两寸至尺脉散。

脉解：整体脉象虚大而散，为气阴虚衰之征。分部脉象两寸至尺脉散，意为发病位置在心肾，为心肾衰竭之象。

分析判断：脉虚大而散，六脉皆为散象，此为虚阳外浮脏气衰竭的危重之象。此脉象主要是心功能衰竭累及肺（极少情况下是由久病重症引发心肺功能虚衰），最终导致的心肾功能衰竭所致，证见呼吸困难、咳嗽咳痰、乏力气喘、水肿、心包积液、心肌炎，甚或发展为尿毒症等。

（4）温病热证，气阴耗竭。整体脉象：细数无力。分部脉象：两寸兼散脉。

脉解：整体脉象细数无力，为热邪阴伤之征。分部脉象两寸脉散，病位在心肺，散为脏气虚衰之象。

分析判断：脉象细数无力，两寸兼散脉，实际为热证伤阴的气阴不足的脉象。两寸部位出现散脉，说明邪热已耗伤心血及肺阴。可以看出，该脉象是温热病导致的气阴耗竭之征，证见大汗伤津、气阴耗竭、心肺气阴内损的微喘、呼吸困难、呼多吸少、不得平卧、动则喘甚、烦躁神昏等症状。

以上列举了有代表性的散脉四证，但实际在临床上重症的散脉现象难以见到，原因是散脉多出现在心脏衰危的急重症中，而心脏重危症病人大多选择去西医院心脏专科进行诊治，轻症病人散脉表现并不明显。散、濡、虚、芤等脉难以分辨，极易被忽视，本节详细以脉说证，以示读者。

五、小结

1. 脉象指感特征

脉体浮散，无约无束，按之无根，至数散乱。

2. 脉象机理分析

阳气虚衰，营血失收；元气虚危，营血失敛。

3. 脉象主病

（1）心气虚衰：散主心衰，气血内乱，至数不清，心血微颤。

（2）肾气虚危：散为肾危，元气离散，肾虚适沉，浮散育见。

（3）热伤气阴：散见病温，大热大汗，气阴耗损，呼吸短喘。

4. 三部主病歌诀

寸散怔忡阴伤汗，至关魂魄意难安。

入尺极虚元气危，阳消阴绝神即散。

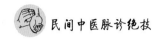

第二十二节　微脉

微，轻细、微弱、无力之意。微脉是久病气血虚少、阳气不足的脉象反应，为中医脉学中虚、弱、濡、缓、细、微六大虚脉之一，临证多见于失血、虚汗、惊悸、虚喘等脏腑虚弱的病证中。该脉象形成的主要原因与脏腑气血不足及心肾功能虚衰有关。

一、取脉方法和指感特征

三指在寸、关、尺三部定位，以浮、中、沉常规取脉方法进行寻脉，当轻取时，指下感觉脉体极为细微而软弱无力，搏动似有似无。中取之，至数尚可辨别。沉取之，脉搏欲绝而未绝，至数模糊不清。正如《脉经》所述"微脉极细而软，按之如欲绝，若有若无"，李时珍《濒湖脉学·微脉体状相类诗》所述"微脉轻微瞥瞥乎，按之欲绝有如无"。这就是我要介绍的第二十二个脉象——微脉。

二、脉象机理分析

微脉主要与脏腑气血虚弱、心肾阳气虚衰有关。营中气血不足，营脉失充，故见脉细而软。营气不足，无力运行营血，故见脉搏无力。重按之"脉搏欲绝而未绝，至数模糊不清"的现象，是由重按时指下短暂阻断虚弱而无力运行的血脉所致。

三、微脉常见病证

1. 阳气虚衰
气虚脉微，脏气不足，形寒肢冷，精神萎靡。

微脉所主的病证，主要是由脏腑功能虚弱或心肾阳气虚衰所致的一系列虚寒病证。心阳不振，则精神萎靡；脾肾阳虚，则形寒肢冷。这些症状是众多虚寒病证的共同特征。

2. 阳虚泄泻

泄泻脉微，脾肾阳虚，完谷不化，泻下清稀。

脾肾阳虚主要表现为形寒肢冷的阳虚泄泻之证。脾虚运化失常，肾虚不能温煦胃肠，水谷不分、腐熟无能，必会出现泻下清稀、完谷不化的泄泻之证。脾肾阳气虚微，气血化生无源，即会出现阳气不足、阴血虚少的微脉。

四、微脉在寸、关、尺部位的脉证分析

微脉在寸、关、尺部位出现，主要是脏腑阳气虚弱或阴血少的病证反应。此脉证多与阳气虚衰或不足有关。

1. 微脉出现在寸部

当微脉出现在两寸时，主阳气虚衰所致的心肺气机功能虚弱的病证，证见心悸怔忡或肺虚喘咳等。

（1）关格，邪陷心包。整体脉象：微细欲绝。分部脉象：左寸兼沉脉。

脉解：整体脉象微细欲绝，微细脉象为阳气虚弱、心血虚少之象。分部脉象左寸脉沉，说明病位在心胸，为心阳极虚之征。

分析判断：主脉微细欲绝的脉象，是阳气不足、心血虚少的反映，而左寸部位出现沉脉，二脉相组合为沉细微的阴湿浊毒侵及心包的脉象，其证必有心悸、胸闷、多汗、尿闭等。由此分析判断，该脉象是邪陷心包的关格之征，证见心悸动、胸闷气急、不能平卧、形寒肢冷、汗出如雨、昏迷痉厥、尿闭不下等症，甚至出现心阳受抑的沉伏脉象。

邪陷心包的关格，根据病邪伤阴或阳损的症状不同，也会出现不同的

脉象。邪陷心包伤及心阴者，会出现阴虚内热的症状及细数或细促的脉象；邪陷心包损及心阳者，会出现心阳虚冷的症状，也会出现脉微细欲绝甚或结代虚寒的脉象。

（2）虚寒肺痿。整体脉象：虚弱无力。分部脉象：右寸尺兼微脉。

脉解：整体脉象虚弱无力，为气血虚弱之象。分部脉象右寸尺微，病位在肺肾，为肺肾虚寒之象。

分析判断：主脉象虚弱无力，右寸尺部位出现微脉，是肺肾阳气虚微的脉象。诸虚脉的形成，特别是右寸尺部气脉虚微，必会出现气机虚损劳伤之证。由此可以判断，该脉象是虚寒肺痿之征，证见咯吐涎沫（清稀量多）、气短不渴、头眩神疲、食少形寒、小便频数或有遗尿等。

（3）阳虚欲脱，肺胀。整体脉象：微细无力。分部脉象：右寸脉微而欲绝。

脉解：整体脉象微细无力，为阳气虚竭之象。分部脉象右寸脉微而欲绝，为阳气欲脱之征。

分析判断：主脉象微细无力、右寸脉微而欲绝，很明显为肺气虚衰、阳气欲脱的脉象。依此可以判断，该脉象是阳虚欲脱的肺胀之征，证见胸高气促、额汗如珠或为冷汗、四肢厥逆、神志不清、喉中痰鸣、鼻头发冷、手足不温甚则逆冷等。

2. 微脉出现在关部

当微脉出现在两关时，是肝脾气虚血弱或脾之阳气不足的反映，临证常见肝血虚少的晕眩耳鸣、手足麻木等症。肝脾虚寒为病，则出现心腹冷痛、体倦乏力、两胁胀满或吐泻及肢寒拘急等。

（1）妇人血虚发热。整体脉象：虚微而数。分部脉象：左寸兼细弱，两关细弦。

脉解：整体脉象虚微而数，为气血虚少、阴虚内热之象。分部脉象左寸细弱，两关细弦，病位在心肝，为心血不足、肝血虚少之征。

分析判断：主脉虚微而数，左寸兼细弱，是气血虚少、阴虚内热的脉象。两关兼细弦，是肝瘀脾虚的脉象。从脉象分析，病机应是气虚血少引起的血瘀内热，临证若为妇人临产前后为病，必有失血之因。由此分析判断，此脉是妇人血虚发热之征，证见妇人临产或产后因失血过多而低热缠绵，出现面色苍白、时自汗出、晕眩耳鸣、心悸少寐、绵绵腹痛、手足麻木、舌淡红、苔薄等。

（2）噎膈，气虚阳微。整体脉象：沉细而弱。分部脉象：右关尺兼微。

脉解：整体脉象沉细而弱，为里证气虚血弱之象。分部脉象右关尺微，病位在脾肾，为阳气虚弱之征。

分析判断：主脉沉细而弱是精亏血弱之脉象，右关尺脾肾部位兼有微脉象，是脾胃阳气虚微、肾之气阴虚损的脉征。此脉的出现必见脾胃功能缓滞，受纳和运化的功能出现障碍。由此分析判断，此脉象是由气虚阳微的噎膈证所致，证见吞咽受阻、饮食不下、面色㿠白、精神疲惫、形寒气短、泛吐涎沫，甚则腹胀、面浮足肿、舌体浮胖、舌淡苔薄。

噎膈证多由忧思郁怒、饮食内伤、精气内耗、阴阳俱损所致。上述气虚阳微的噎膈证脉证表现多是由精血虚亏或年老精气虚弱、阴虚津少食管失润干涩所致，此证是食管恶性疾病或重症大病的前期症状表现。

（3）霍乱，重症。整体脉象：沉细而微。分部脉象：两关兼细弦。

脉解：整体脉象沉细而微，为里虚阳气不足之征。分部脉象两关细弦，病位在肝脾，细为气血不足，弦主寒积。

分析判断：主脉象沉细而微，两关部位兼有细弦，是阳气虚弱、阴寒湿邪积结于胃腹部的脉象，必会有吐逆、泄泻之症。该脉象常见于虚寒霍乱重症之象，证见虚寒吐泻不止且状如米泔、面色苍白、眼眶凹陷、指螺皱瘪、手足厥冷、头面汗出、筋脉挛急、舌淡苔白等。

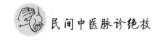

3. 微脉出现在尺部

当微脉出现在两尺时，是肾之阴阳俱损的虚弱表现，此时当以虚寒病证为主，为肾之阴阳俱损导致肾气不足、肾阳虚衰所致。病证常为左尺脉微男子伤精、女子血证及腰膝酸软无力或疼痛。右尺脉微而腹满冷痛或形寒肢冷、尿频、手足欠温、腰膝冷痛等。

（1）肺肾痨伤，阴阳两虚。整体脉象：微细而数，或虚大弱。分部脉象：右寸及左尺微弱显著。

脉解：整体脉象微细而数或虚大弱，微细而数为气阴两虚之脉象，虚大弱脉为气血虚弱之征。分部脉象右寸及左尺微弱明显，病位主要在肺肾，为阴阳俱虚之象。

分析判断：主脉象微细而数或虚大而弱，右寸及左尺微弱显著，是肺肾阴阳虚损气阴耗竭的脉象。据此分析判断，该脉象是阴阳两虚的肺肾痨伤之象，证见咳逆少气、痰中夹血而色暗、潮热形寒、自汗盗汗、声嘶失音、面浮肢肿、心慌唇紫、肢体发冷、体瘦、五更腹泻、口舌糜烂，男子阳痿、滑精，女子经少、闭经，以及腰酸无力、舌质光红少津等。

（2）异位妊娠，癥结。整体脉象：细微涩脉。分部脉象：左尺兼弦、细显著。

脉解：整体脉象细微而涩，为气虚血少之象。分部脉象左尺细弦，与主脉微涩组合为气血凝结于腹部的脉象。

分析判断：主脉象细微而涩，是脏腑气虚血弱及血行滞涩的脉象；左尺兼有细弦之脉，是下焦气血凝滞癥结之征。临证若逢妇人为病，必为妇科癥结之病证。该脉象常见于妇人癥结异位妊娠的病证，证见腹腔血肿有包块形成、腹痛逐渐消失，以及下腹坠胀或有便意、阴道出血也渐停止等。

（3）遗尿，肾气不固。整体脉象：缓或细弱。分部脉象：右尺细微显著。

脉解：整体脉象缓或细弱，为气虚血弱之象。分部脉象右尺细微，病位在肾，细为血少气弱，微为阳气不足。

分析判断：主脉缓或细弱、右尺兼细微的脉象明显是气血虚弱、肾气不足的脉象。肾阳虚弱，下焦及膀胱失于温煦，必会出现夜尿频遗等症状。依此分析，该脉是肾气不固的遗尿之征，证见睡中遗尿甚则夜尿频遗、尿量较多、形体消瘦、面色无华、喜卧嗜睡、手足欠温、头晕身倦、舌淡苔白等。

（4）不孕症，肾阳虚弱。整体脉象：沉细或迟。分部脉象：右尺细微。

脉解：整体脉象沉细或迟，为阳气虚、寒之脉象。分部脉象右尺细微，病位在肾，为肾阳虚弱之象。

分析判断：主脉沉细或迟，是脏腑虚弱、阳气虚、寒的脉象，右尺细微，与主脉象形成肾阳不足、阴气虚冷的脉象，临证必会见到精冷或血寒不孕之症。临证逢妇人有此脉象，可以判断是肾阳虚弱的不孕症，证见婚后数年不孕、月经后期或紊乱或经闭、量少色淡、腰膝酸软、肢冷畏寒、神疲纳呆、下腹阴凉、性欲淡漠、大便溏薄、小便清长或夜尿频、舌淡苔白等。

五、小结

1. 脉象指感特征

极细极软，按之欲绝；若有若无，模糊不清。

2. 脉象机理分析

营气不足，脉软无力；营血空虚，久虚脉细。

3. 脉象主病

（1）阳气虚衰：气虚脉微，脏气不足，形寒肢冷，精神萎靡。

（2）阳虚泄泻：泄泻脉微，脾肾阳虚，完谷不化，泻下清稀。

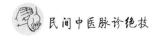

4.三部主病歌诀

> 寸微上焦气血凝，关主中焦气难行。
>
> 尺部下焦阴寒冷，经寒精冷腰腹疼。

第二十三节　动脉

动，动摇之意。动脉为惊恐悸动及瘀血暴痛的主脉象。临证所见惊悸怔忡、气短喘促、诸证瘀血暴痛、妇人任冲受阻出血不止等症状的病人皆可出现动脉。

一、取脉方法和指感特征

三指在寸、关、尺三部定位，按浮、中、沉的取脉方法寻脉，当轻取脉时指下有滑数而流利的感觉，中取时感觉在寸、关、尺某一个部位中有短而滑利如豆在脉中摇动，重取时指下仍有短滑搏动如豆动摇而有力的感觉。明代李中梓在《诊家正眼》中记载"动无头尾，其动如豆，厥厥动摇，必兼滑数"，并说"动之为意，以厥厥动摇，急数有力得名也"。其实"厥厥动摇，必兼滑数"或"急数有力得名"之说，并非指热证的数脉表现，而是古人对惊恐悸动或暴痛出现的短期间动脉表现的描述。这就是我要介绍的第二十三个脉象——动脉。

二、脉象机理分析

动脉的形成是由于脏腑阴阳失和、营阴与营气逆乱所致。大凡惊恐、暴痛、冲任受阻等现象皆与心有关，恐惧、暴痛、冲任受阻皆可使心动而惊，惊则气乱。营中气阴内乱，营气极力欲速下，营阴极力逆上迎随；营阴极力欲速上，营气极力逆下迎随。营中阴阳之气在逆乱中短暂分离又迅速拥簇，故会出现短滑而搏动如豆、动摇有力的动脉。

三、动脉常见病证

1.心悸不安

动主惊恐，心悸不安；卒然受惊，动数即见。

心悸不安多与突然受惊或其他病理因素有关，证见突然心慌、惊恐不安、悸动躁烦、头晕汗出甚则窒息欲死，并出现惊悸的动脉。

2.瘀血暴痛

动主疼痛，气瘀血凝；卒然暴痛，动弦必现。

气瘀血凝或暴痛之证，多为重症瘀血或难治的剧烈性疼痛病证，瘀血疼痛部位固定不变，夜间多疼痛剧烈。暴痛如外伤、急症、重症等导致的疼痛，一般发作时间长、痛苦剧烈，多会出现疼痛难忍所致的动弦之脉象。

四、动脉在寸、关、尺部位的脉证分析

1.动脉出现在寸部

动脉在两寸部位出现时，是上焦心肺部位出现气机受阻的反映。当动脉出现在左寸部位时，多为惊恐悸动及心痹疼痛之证等，常见气血凝滞或痰凝痹阻心阳所致的惊悸怔忡、胸闷、气喘、心胸剧烈疼痛等。当右寸出现动脉时，多见肺胸痞闷、咳喘、汗出及肺部的重症病变疼痛等。

（1）真心痛，心阳痹阻。整体脉象：弦滑有力。分部脉象：左寸兼动、弦显著。

脉解：整体脉象弦滑有力。弦滑组合出现多为痰湿凝结、气瘀疼痛之脉象，分部脉象左寸动弦，病位在心胸，为瘀血、暴痛之征。

分析判断：主脉象弦滑有力、左寸兼动弦，是痰湿及气血凝聚痹阻心脉的脉象，病人必有心痛、胸闷、冷汗出的症状。依此可以判断，该脉象

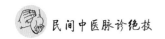

是心阳痹阻的真心痛之征，该病病机常为平素畏寒，心阳不足，每因寒凉而诱发心前区剧烈疼痛，兼见胸闷气喘、手足厥冷、冷汗出、面色苍白、下肢轻度水肿、尿频尿急、舌淡暗等。

（2）肺聚，重症。整体脉象：滑数有力。分部脉象：右寸兼动、滑甚。

脉解：整体脉象滑数有力，为痰浊郁热之邪集结于内之征。分部脉象右寸动滑，此为肺部重症胸痛或暴痛之象。

分析判断：主脉象滑数有力、右寸部位兼有动滑，是肺部出现痰聚瘀血重症的脉象，病人必有咳痰、咯血、消瘦、胸背部疼痛等肺部重病症状。依此分析判断，该脉象是肺聚重症所致，证见持续咳嗽、咳痰、咯血、胸背部疼痛甚或骨痛、夜间疼痛剧烈，兼见呼吸困难、消瘦、机体乏力等。

肺聚是肺部疾患的广义中医病证名称，包括肺部多种中晚期重危疾病，如咳嗽、咯血、胸痛、肺痈、肺痿等。

中西医共同疾病名称的肺癌，可参考肺聚重症的脉象进行辨证治疗。

2.动脉出现在关部

动脉在两关出现时，多为中焦肝胆、脾胃部位疏运受阻或疼痛的病证之征。当左关出现动脉时，为肝胆气机失调、逆乱，疏泄功能受阻所致，病人出现惊悸不宁、恐惧不安、挛急、痞满胀痛或剧痛等症。当右关出现动脉时，多为脾胃部位发生了运化功能的障碍，病人出现腹满痞胀、胃痛吐逆或剧烈疼痛等症。

（1）心悸，心虚胆怯。整体脉象：虚弦数。分部脉象：左寸关兼动脉。

脉解：整体脉象虚弦数，为虚热郁结之征。分部脉象左寸关脉动，为心肝部位气阴不和、心营逆乱的特殊脉证。

分析判断：主脉象虚弦数、左寸关两部位兼有动脉，是肝胆虚热、心阴耗散之征，是心肝气阴不和、心营逆乱的反映。有此脉象的病人必有善惊易恐、心悸不安的症状。依此分析可以判断，该脉象是心虚胆怯的心悸之征，证见心悸不宁、善惊易恐、坐卧不安、少寐多梦、舌苔薄白或黄等症状。

（2）胃痛，寒食滞停。整体脉象：弦滑。分部脉象：右关兼动、滑显著。

脉解：整体脉象弦滑，弦主积聚，滑为痰或食伤之象。分部脉象右关动滑，病位在脾胃，为伤食疼痛之征。

分析判断：主脉象弦滑、右关部位动滑明显，是脾胃食伤、寒气凝结于胃部的脉象，病人必有中脘冷痛、腹部胀满等症状。据此分析可以判断，该脉象是由寒食滞停的胃痛之征，该证病因为饮食生冷或黏硬食品，以致中脘寒冷、胃部剧痛、痞满拒按、嗳腐厌食、大便不调、舌淡苔白或黄而厚腻等。

3. 动脉出现在尺部

动脉在两尺出现时，多为惊恐、失血、亡精的肾所属的下焦湿热或虚热等证。当左尺出现动脉时，病人常见惊恐及血热内扰宫室的失血证。当右尺出现动脉时，可见相火炽盛，男子因精室扰动而见遗精，女子因热迫任冲多见血崩、胎漏下血。

（1）胎漏下血，热扰冲任。整体脉象：弦滑而数。分部脉象：两尺兼动。

脉解：整体脉象弦滑而数，弦为积聚，滑为痰饮、食积，数为热。弦滑而数，为湿热积聚的脉象。分部脉象两尺脉动，病位在下焦及肾，动脉主惊、暴痛及失血证等。

分析判断：主脉象弦滑而数，两尺部位兼有动脉，是下焦湿热过盛、热扰冲任伤精动血的脉象。妇人妊娠期间逢此脉象，必会有胞胎躁动、胎漏的症状。据此分析判断，该脉象是热扰冲任的胎漏下血之征，证见妊娠

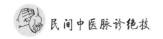

期间烦躁不安、手足心热或有潮热、胎漏下血、血色鲜红、渴喜冷饮、小便短赤、大便秘结、舌红苔干而黄等。

（2）遗精，君相火动。整体脉象：细数或动。分部脉象：右尺动显著。

脉解：整体脉象细数或动，细数为阴虚内热之象，若脉动则以寸尺部为主。分部脉象右尺脉动，说明病位主要在下焦，为相火热盛之象。

分析判断：主脉象细数或动、右尺部位动脉显著，是阴虚内热相火妄动、男子失精、女子失血之脉象，临证逢男子有此脉象，必会有心中烦热、梦遗失精的症状。依此分析判断，该脉象是相火动甚的遗精之征，该证常见少寐多梦、梦则遗精、心中烦热、头晕目眩、精神不振、体倦乏力、心悸怔忡、善恐健忘、小便短赤、舌红等症。

五、小结

1.脉象指感特征

短而滑数，脉搏有力，其动若豆，动摇犹转。

2.脉象机理分析

阴阳失和，升降逆行；气血逆随，相拥而成。

3.脉象主病

（1）心悸不安：动主惊恐，心悸不安；卒然受惊，动数即见。

（2）瘀血暴痛：动主疼痛，气瘀血凝；卒然暴痛，动弦必现。

4.三部主病歌诀

寸动心悸肺自汗，关主挛急吐不安。

尺部两肾相火旺，亡精失血惊难眠。

第二十四节 伏脉

伏，埋伏、潜伏深处之意。伏脉为阳气虚衰或寒实之邪潜隐于内、阴阳失调及气机受阻的主脉象，常见于阳气虚弱或兼实寒壅塞、气机受阻的胸腹疼痛、水肿等重症。

伏脉的形成与心肾阳气虚衰、寒邪抑制脏腑之气，以致脏腑功能紊乱、三焦气机闭阻有关。至于伏脉主的阳盛格阴四肢逆冷之证的理论，我持保留意见。我认为，这一理论需要再探讨。据我临证观察，阳盛格阴之证多为沉细或兼见滑数之脉，而非伏脉。

一、取脉方法和指感特征

三指在寸、关、尺三部定位，以浮、中、沉的寻脉方法对三部位逐一取脉，当轻取及中取某一脉位时指下没有脉动的感觉，当沉取或重按至接近筋骨时才能感觉到脉的搏动。《脉经》曰："伏脉，重按著骨，指下裁动。"《濒湖脉学通解》根据文献、脉图及临床研究分析指出，"伏脉是单因素脉象，仅指脉位极深，须极重指力按脉才能触及脉的搏动，甚至伏而不见"。这就是我要介绍的第二十四个脉象——伏脉。

二、脉象机理分析

伏脉，主要由心阳不振、实邪偏盛、脏腑及三焦功能紊乱、气机宣通受阻所致。实邪偏盛及痰食湿浊之气凝滞，脏腑气机虚弱而失于通达，使脉气受抑，营气沉伏于内，无以鼓动正常脉搏，故见脉来潜深至骨的伏脉。

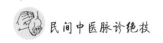

三、伏脉常见病证

1. 心阳衰弱

伏迟心衰，胸闷心痛，面色苍白，心病危证。

心阳衰弱是心阳不足或虚弱至极的病证表现。当出现胸闷、心区暴痛、呼吸微弱、面色青白、口唇发绀、冷汗出等心阳衰弱的症状时，即会出现预后不良的危证伏迟之脉象。

2. 气滞疼痛

伏主瘀痛，气机不畅，或胸气壅，或腹气凝。

气滞引起的胸腹剧痛的病证，多见心前区疼痛、憋闷、惊恐、紧张、善叹息，或腹部疼痛、反酸、恶心呕吐、打嗝、排气不畅等，症状严重者会出现沉弦或伏弦之脉象。

3. 脾虚浮肿

伏缓浮肿，脾因湿困，目泽胞肿，见伏重症。

脾虚浮肿，多因湿气困脾所致，而心阳不振、肾气不足、阳气虚损往往是脾虚浮肿形成的主要病因病机。当水肿病证出现沉细无力或虚濡细弱等脉象时，医者首先考虑应为脾虚或脾肾阳虚所致的水肿病证。若出现伏缓或沉迟缓的脉象时，应考虑此脉是否与心肾阳气虚衰有关。

四、伏脉在寸、关、尺部位的脉证分析

1. 伏脉出现在寸部

伏脉在两寸出现，是阴湿浊毒之邪过盛，中焦腐浊之气上侵、上焦失宣、心胸气机失畅的反映。当左寸出现伏脉时，可出现胸闷气短、心悸心痛、头目晕眩等。当伏脉出现在右寸时，会出现胸满气短、咳嗽气促、胸中痞硬或欲吐不出等症状。

（1）心悸，饮邪凌心。整体脉象：弦滑有力。分部脉象：左寸兼

伏脉。

脉解：整体脉象弦滑有力，为痰饮之象。分部脉象左寸伏脉，病位在上焦心的部位，伏脉主里，为饮邪闭阻心脉之征。

分析判断：主脉弦滑有力、左寸部位兼有伏脉，是痰饮之邪上扰心脉之象，临证常见心悸眩晕、胸闷痞满等症状。依此分析判断，该脉象是饮邪凌心的心悸之征，证见心悸眩晕、胸闷痞满、形寒肢冷、下肢浮肿、渴不欲饮、恶心吐涎、舌质淡、苔白滑等表现。

（2）胸痹，心血瘀阻。整体脉象：沉涩或弦。分部脉象：左寸兼伏脉。

脉解：整体脉象沉涩或弦，沉主里证，涩主血少，弦主积聚痛证。分部脉象左寸伏脉，为邪气内闭、心脉痹阻之象。

分析判断：主脉象沉涩或弦、左寸部位兼有伏脉，是心阳不足、心血阻塞之象，病人必会有胸部瘀血疼痛的症状。据此分析判断，该脉象是心血瘀阻的胸痹之征，证见气血虚少、实邪内闭、胸阳不振、胸部刺痛、疼痛固定不移、入夜疼痛加重、心悸不安、舌质紫暗等。

（3）咳嗽，痰食凝聚。整体脉象：沉滑有力。分部脉象：右寸兼伏脉。

脉解：整体脉象沉滑有力，为宿食积聚之象。分部脉象右寸脉伏，病位在肺，为痰凝闭阻气机、肺气失宣之征。

分析判断：主脉象沉滑有力、右寸部位兼有伏脉，是痰湿之邪积聚于肺部之象，病人必有痰湿壅滞于肺胃的咳吐症状。依此可以判断，该脉象是痰食凝聚的咳嗽之征，该证病机为食积久而痰湿内生，痰凝闭阻，肺气失宣，证见饮食不节、宿食积停、咳嗽痰多、不思饮食、嗳腐吞酸、口臭腹胀、夜卧不安、大便稀溏、矢气较甚、舌淡色红、舌苔白厚等。

（4）肺胀，寒痰内闭。整体脉象：沉细无力。分部脉象：右寸伏脉。

脉解：整体脉象沉细无力，为里虚和寒湿的主脉象。分部脉象右寸伏

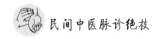

脉，说明病位在肺胸部位，为痰气闭阻于肺腑之象。

分析判断：主脉象沉细无力、右寸部位兼伏脉，是寒痰湿邪闭阻于上焦肺胸部位的反映，病人可有面色青黑、气喘痰鸣等症。据此分析，该脉象是寒痰内闭的肺胀之征，证见面色晦暗重则青黑、精神恍惚、神志不清、呼吸不畅、喉中痰鸣、语言不清、舌质紫暗、舌苔白腻等。

2. 伏脉出现在关部

伏脉在两关部位出现时，病机多为寒湿之邪阻滞中焦，以致其输运功能紊乱，导致肝气失输、胃气失降，出现气机呆滞或逆行等。当左关出现伏脉时，病人即有肝气不舒致两胁胀痛、肝气逆上致头目晕胀症状。当伏脉出现在右关时，病人即会出现胃脘胀满、食欲减退或胃部剧痛等症。

（1）昏厥，气厥。整体脉象：沉细而弦。分部脉象：左关兼伏脉。

脉解：整体脉象沉细而弦，沉细主里虚证，弦主积聚或肝胆病证。分部脉象左关脉伏，病位在肝胆，为气瘀阻于内之征。

分析判断：主脉象沉细而弦、左关部位兼有伏脉，是肝胆虚弱、气机受阻的脉象，临证常见突然昏厥、不省人事的症状。由此可以判断，该脉象是气厥的昏厥之征，证见肝脉气厥、突然昏倒、不省人事、口禁拳握、呼吸气粗、四肢厥冷、舌苔薄白等。

（2）积聚，气结血瘀。整体脉象：弦细或涩。分部脉象：左关兼伏脉。

脉解：整体脉象弦细或涩，弦主肝胆病证，细主气血虚少，涩主血少血瘀。分部脉象左关脉伏，病位在肝胆，为气血瘀阻之象。

分析判断：主脉象弦细或涩、左关部位兼伏脉，是肝气郁结气机受阻的脉象，临证常见腹部积块、面暗消瘦或腹部疼痛等。依此可以判断，该脉象是气结血瘀的积聚之征，证见情志不遂，肝气不舒，脉络受阻，以致腹部积块，按之觉硬，痛处不移，并见面暗消瘦、体倦乏力、饮食减少、时有寒热、女子经闭、舌质青紫或有瘀点等。

（3）干霍乱。整体脉象：沉弦有力。分部脉象：两关兼伏脉。

脉解：整体脉象沉弦，沉主里证，弦主寒主积。此沉弦脉象为阴寒积结之象。分部脉象两关脉伏，病位在肝胆脾胃或腹部，为实邪沉郁于内之征。

分析判断：主脉象沉弦有力，在两关兼有伏脉，是阴寒浊毒污秽之气郁结于胸腹、搏于肠胃的脉象。据此可以判断，该脉象是干霍乱的表现，该证病机为寒邪及污秽之气郁结于胸腹、搏于肠胃，以致猝然发病，可见腹中如绞、欲吐不吐、欲泻不泻、烦躁闷乱，甚则头汗、面色青惨、四肢厥冷、舌苔厚腻等。

（4）腹痛，中焦虚寒。整体脉象：沉细无力。分部脉象：右关兼伏脉。

脉解：整体脉象沉细无力，沉主里，细主阳气不足，二脉组合出现为里虚寒之象。分部脉象右关伏脉，病位在中焦胃腑部位，为寒邪凝聚之征。

分析判断：主脉沉细无力、右关兼见伏脉，是寒邪凝聚于中焦胃肠的脉象，临证见右关伏脉必会出现时作时止的腹部冷痛症状。据此可以判断，该脉象是中焦虚寒的腹痛之征，证候为腹痛时作时止且痛时喜按、喜热恶冷、饥饿劳累时疼痛加重、得食疼痛稍减，以及大便溏薄、舌苔白腻等。

3.伏脉出现在尺部

伏脉在两尺出现是下焦清浊功能失司、元阳之气衰弱、寒邪乘虚内侵所致。若伏脉出现在左尺时，即会出现肾气虚弱的腰痛或腹痛等。若伏脉出现在右尺时，当会出现肾虚下焦寒凉的脐下疼痛、寒气挛急、疝瘕寒痛等症。

（1）腰痛，肾阳虚弱。整体脉象：沉细无力。分部脉象：左尺兼伏脉。

脉解：整体脉象沉细无力，沉主里，细主阳气虚弱。分部脉象左尺伏脉，病位在下焦肾，为肾阳虚弱寒邪内瘀之象。

分析判断：沉细无力、左尺部位兼见伏脉，是肾阳不足的脉象，临证必有腰膝酸软无力的症状。依此分析可以判断，该脉象是肾阳虚弱腰痛之征，证见腰酸软痛并喜按喜揉、腿膝无力（遇劳更甚、反复发作）、少腹拘急、面色㿠白、手足不温、舌质色淡色。

（2）腰膝酸痛，肾气虚弱。整体脉象：沉细或弱。分部脉象：左尺兼伏脉。

脉解：整体脉象沉细或弱，沉主里、主虚，细或弱脉主阳气或气血虚弱。分部脉象左尺脉伏，病位在肾，为寒邪内伏之征。

分析判断：主脉象沉细或弱、左尺兼伏，是肾气不足、精血虚亏的脉象。左尺脉伏，是肾阴虚冷阳气失展的表现，临证必见腰膝酸痛的症状。依此分析判断，该脉象是肾气虚弱的腰膝酸痛之征，证见腰膝酸痛、足跟疼痛难行、乏力、头晕耳鸣、舌淡红、苔薄白等。

（3）妊娠脐下冷痛。整体脉象：沉细无力。分部脉象：右尺兼伏脉。

脉解：整体脉象沉细无力，为阳气虚弱之象。分部脉象右尺脉伏，病位在下焦脐腹部，为阴寒内伏之征。

分析判断：主脉象沉细无力、右尺部位兼见脉伏象，是肾阳虚弱、下焦虚冷的脉象，其证必有腹下冷痛或大便痛泄等症状。临证逢妇人妊娠期间有此脉象，病人必会有脐下腹疼痛的症状。依此分析可以判断，该脉象是妊娠脐下冷痛之征，该证病机为素脾肾虚弱，阳气不足，妊娠期间恣食生冷，以致脐下冷痛、腹部胀满、小便频数、大便冷泄等。

（4）小腹冷痛，脾肾阳虚。整体脉象：沉细而弦。分部脉象：右尺兼伏脉。

脉解：整体脉象沉细而弦，沉主里，细主阳气不足，弦主积聚寒痛。分部脉象右尺脉伏，病位在下焦肾部，为寒邪郁结于内之征。

分析判断：主脉象沉细而弦、右尺部位兼见伏脉，是肾阳不足、阴寒内聚的脉象。肾阳虚冷，脾阳必不足，病人必会出现下焦虚冷的腹痛症状。据此分析判断，该脉象是脾肾阳虚的小腹冷痛之征，证见下焦虚冷所致的腹部隐隐作痛、得温痛缓，以及口不渴、喜热饮、腹泻、四肢发凉、寒冷挛急、下肢水肿、小便清冷、舌淡苔白等症。

五、小结

1. 脉象指感特征

脉位深沉，须重取之，用力按寻，隐见甚无。

2. 脉象机理分析

心阳不振，宣通无力，浊气凝滞，营气沉伏。

3. 脉象主病

（1）心阳衰竭：伏迟心衰，胸闷心痛，面色苍白，心病危证。

（2）气滞疼痛：伏主瘀痛，气机不畅，或胸气壅，或腹气凝。

（3）脾虚浮肿：伏缓水肿，脾因湿困，目泽胞肿，见伏重症。

4. 三部主病歌诀

寸伏头胸闷不舒，关主寒湿气聚凝。

尺肾阳虚少腹冷，寒凝水肿腰膝疼。

第二十五节　促脉

我认为，促脉数而一止的现象，是因阳热盛极或热盛阴伤，营中气阴出现严重失调，从而使阴阳之气缓解自调，以适应营中气血有序运行的现象。

促，急促之意。促脉，以脉来急促、至数较快、状如数脉，脉搏时而

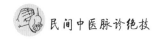

中断、断而复来为特征，俗称"数而一止为促"。促脉为阳热盛极的脉象，也是阳盛阴伤的脉象，临证可见因饮食不节、外邪内扰、情志抑郁，以致痰火内生、气血受阻，而郁结于三焦，出现喘咳、狂躁、发斑、毒疽等实热之症，也可见到热炽而阴伤或真阴耗损而心阴衰危的虚证、重症等。

一、取脉方法和指感特征

三指在寸、关、尺三部定位，以浮、中、沉常规取脉方法进行取脉，无论浮取、中取还是沉取，指下皆可以感觉到脉来急促如数脉的脉搏，并感觉出脉搏在急速搏动时突然发生一止的停跳现象，而后又急速恢复搏动，并反复出现这样无规律的数而一止的现象。《脉经》曰："促脉，来去数，时一止复来。"这就是我要介绍的第二十五个脉象——促脉。

二、脉象机理分析

促脉为营中阳极营血热极之脉象，阳极热盛，阴血沸腾，出现热迫营血急速运行的现象，故脉来急促而数。又因阳热至极，营阴受损，阴阳极度失调，从而产生阴阳之气的内部缓解自调现象，以适应营中气血有序运行，故而会不断出现数而一止缓解自救的脉搏停顿现象。

通过阴阳自调自救，病势轻者，可以逐渐恢复脉体的正常搏动和运行，故而数而一止的脉象会渐渐减少直至消失。若病势较重，通过脉搏阴阳自调仍不见好转，甚之脉搏停顿的频率和脉速不断增加，即会出现阴阳失调、自救无能的危重症。

三、促脉常见病证

1.热极伤阴

热极脉促，心肺阴伤，烦闷躁狂，咳喘痰鸣。

热邪盛极，上焦心肺宣输功能受遏，心阴不足、气血失和，心神安养失所，即会出现烦闷躁狂。肺阴亏损津液稠浊，痰热壅塞气门，即会出现咳喘痰鸣。此上焦炽热至极之证皆可以出现促脉。

2. 热邪内结

促脉热证，痰食内壅，或因辛味，或因酒伤。

实热内盛，是由饮食不节壅积不化久之成痰所致。过食辛甘滋腻之品，饮酒无度，都会导致热邪积聚胃肠、壅遏于肌肤，常见发斑、毒疽之症等。一些肌肤痈疽热毒之病证也可以见到促脉。

3. 真阴衰败

真阴虚衰，脉促微细，精气神疲，其命待毙。

一旦出现实热炽盛的促脉，心营随后会本能地自调自救。经过心营对气血的调整，机体逐渐恢复正常而促脉消失。这种阴阳互助互济的协调，是机体的一种本能调节与平衡功能。若机体自调、自救未能改变这一病脉的病因，而且促脉数而一止的频率仍在不断增加，这正是阳热至极其阴必伤的虚证体现。这种情况下，促脉实热的病证会逐步向危重症的虚弱病证方向转化。

四、促脉在寸、关、尺部位的脉证分析

促脉同迟脉、数脉、缓脉、结脉、代脉的脉动频率原理相同，皆与心脏的气血输出及搏动相关，且不会单独出现在寸、关、尺某一个脉位中。脉搏一旦出现上述六种脉象，皆会在整体脉象中反映出来。对于上述六种脉象的病位及病因，主要根据寸、关、尺各部脉位的异常脉象来分析。

1. 促脉出现在寸部

促脉常出现于上焦心肺所主的实热性疾病。因热邪内盛，痰湿凝聚、壅积于上焦，故多见以心肺气血异常为主的脉象。当左寸或右寸部位出现促脉时，多见热邪伤及肺阴的咳嗽，以及痰火炽热、内扰心神的实热性疾病等。

（1）干咳，肺经热盛。整体脉象：促而有力。分部脉象：右寸兼洪大。

脉解：整体脉象促而有力，为热邪内盛至极之象。分部脉象右寸洪大，病位在肺，为邪热侵淫之征。

分析判断：主脉促而有力、右寸部位兼有洪脉，是邪实热盛炽灼肺腑导致津枯阴竭的脉象，临证必有干咳无痰或少痰、痰中带血的症状。据此可以判断，该脉象是肺经热盛的干咳之征，证见咳嗽少痰或有血丝，兼见发热无汗或少汗、面赤咽干、口渴欲饮、大便燥实、小便黄赤、舌红苔黄等。

（2）狂躁，心火亢盛。整体脉象：促而有力。分部脉象：左寸关兼滑。

脉解：整体脉象促而有力，为实热至极之象。分部脉象左寸关滑，病位在心肝，为心肝火旺热盛之征。

分析判断：主脉象促而有力、左寸关二部位兼见滑脉，为心肝两经实火亢盛的脉象。此脉象是心肝热极之象，必会出现热扰心神的狂躁症状。据此可以判断，该脉象是心火亢盛的狂躁之征，证见心烦失眠、神志不清、狂躁不安、口干或口舌生疮、便秘、小便短赤、舌红苔黄等。

2.促脉出现在关部

促脉会因两关所主的疾病出现在整体脉象上。中焦湿热实邪内盛，导致疏运功能逆乱，致使气机受阻，这也是促脉形成的一个重要原因，疾病多反映在肝胆及脾胃。左关出现促脉，其病机即为肝胆实热内盛，木火上冲，常出现头晕或头目胀痛等症状。右关出现促脉，其病机常为脾胃运化失司，食积内停以致湿热中阻，常出现呕恶吞酸或兼见牙痛、额头痛等实热之症。

（1）肝胃实热。整体脉象：脉促有力。分部脉象：双关兼弦滑脉象。

脉解：整体脉象脉促有力，为实热内盛之象。分部脉象双关弦滑，病位在肝胆、脾胃，弦为积聚，滑为痰食，弦滑脉象即为痰食留滞积聚之征。

分析判断：主脉象脉促有力、双关肝胆脾胃部位兼弦滑，是痰食内停、湿热凝聚的脉象，此证必见肝胃实热的嗳腐吞酸等症状。依此分析判断，该脉象是肝胃实热之征，证见反酸时作、嗳腐食臭、胃脘灼热、胸闷不舒、两胁胀痛、心烦易怒、咽干口苦、大便秽臭、舌质红、苔黄厚。

（2）头痛，肝阳上亢。整体脉象：脉促有力。分部脉象：左关兼弦滑。

脉解：整体脉象脉促有力，为热盛至极之象。分部脉象左关弦滑，为实热积聚之象，病位在肝胆。

分析判断：主脉象促而有力、左关部位兼有弦脉，是肝火旺盛肝阳上亢的脉象，其证必有头痛、头晕等症状。据此可以判断，该脉象是肝阳上亢的头痛之征，证见枕后及巅顶疼痛、眩晕、心烦易怒、睡眠不安、口苦咽干、面赤、苔黄等。

（3）痞满，邪热壅胃。整体脉象：滑数或促。分部脉象：右关兼见实滑。

脉解：整体脉象滑数或促，为邪热至极之象。分部脉象右关实滑，病位在脾胃，滑主痰食，实滑即痰食实邪之征。

分析判断：主脉象滑数或促，右关部位兼实滑，是脾胃气滞、痰食壅聚、湿热内生的脉象，其证必有痞满欲呕、肠鸣下利等症状。依此分析判断，该脉象是邪热壅胃的痞满之征，证见心下痞满按之不软、恶心欲吐，兼见头痛或牙痛、肠鸣下利、舌质淡红、苔薄黄腻等。

（4）嗳气，食滞不化。整体脉象：促或沉滑数。分部脉象：右关兼弦、滑显著。

脉解：整体脉象促或沉滑数，促主热，沉主里，滑数主伤食积热。分部脉象右关弦滑，病在脾胃，为痰食凝聚之征。

分析判断：主脉象促或沉滑数、右关部位弦滑，是痰食内停、湿热内生、邪聚脾胃的脉象，病人必有食积不化引起的嗳气、痞闷等症状。依此可以判断，该脉象是食滞不化的嗳气之征，证见饮食不节产生的嗳气酸腐、嗝声闷浊、胸脘痞闷、恶心呕吐、腹部不适、大便腐臭或便秘、舌质淡、苔厚而腻等。

3. 促脉出现在尺部

促脉亦会出现在阴虚内热的病证中。两尺部位出现促脉时，多为元阴虚损、元阳独亢的下焦虚热性病证之征，病人常见肾阴亏损、虚火妄行导致的头目昏花、男子失精、女子失血等症。

（1）遗精，君相火动、心肾不交。整体脉象：细数或促。分部脉象：左寸尺兼弦、细显著。

脉解：整体脉象细数或促，皆为虚热阴伤的脉象。分部脉象左寸尺细弦，为心肾阴虚内热之征。

分析判断：主脉象细数或促、左寸尺细弦的脉象，是心肾不交、相火旺盛的脉象，男子必见热扰精室引起的遗精，女子则见热扰冲任引起的月经不调等。临证逢男子为病可以判断，此脉象是君相火动、心肾不交的遗精之象，证见少寐多梦、梦则遗精、心中烦热、头晕目眩、精神不振、体倦乏力、心悸怔忡、善恐健忘、口干、小便短赤、舌红等。

（2）崩漏，肾阴虚弱。整体脉象：脉促无力。分部脉象：左尺兼芤脉。

脉解：整体脉象脉促无力，为虚热之征。分部脉象左尺脉芤，病位在肾阴，为失血之象。

分析判断：主脉促而无力、左尺部位兼有芤脉，是下焦虚热至极并有出血的脉象。临证见妇人有此脉象，必为虚火扰冲任二脉引发的出血之病。由此分析判断，此脉象是肾阴虚弱的崩漏之征，证见失血过多或经乱无期而出血量少且淋漓不断、头晕耳鸣、腰膝酸软、手足心热、失眠盗汗、舌质偏红、苔少或无等。

五、小结

1.脉象指感特征

脉数一止，复来曰促；脉来急促，止无定数。

2.脉象机理分析

促为阳极，热迫脉数；阴血灼伤，一止自救。

3.脉象主病

（1）热极伤阴：热极脉促，心肺阴伤，烦闷躁狂，咳喘痰鸣。

（2）热邪内结：促脉热证，痰食内壅，或因辛味，或因酒伤。

（3）真阴衰败：真阴虚衰，脉促微细，精气神疲，其命待毙。

4.三部主病歌诀

寸促心火肺痰生，关主食积肝火冲。

尺部阴虚动相火，失精失血头目昏。

第二十六节　结脉

结，止、滞之意。结脉是以脉来迟缓、时而一止、止而复来且无定数为特点的脉象，常出现在阴寒气结、痰血凝滞，或气血俱损、心阳不振的疾病中。

结脉是寒邪内盛、阳气受阻，或心阳不足、阴寒之邪聚结的脉象，此脉虽有多种虚实病证的致病因素，但皆与阴寒之邪阻遏心阳有关。

一、取脉方法和指感特征

三指在寸、关、尺三部定位，按浮、中、沉常规方法取脉，指下感觉三部皆有脉来迟缓的现象，并在迟缓搏动的过程中，出现时而一止，或出现一次小的搏动后间歇一止的现象。有时搏动二至五次后停搏一次，有时搏动六七次后停搏一次，也有搏动十余次停一次的，没有规律。《难经》指出："结者，脉来去时一止，无常数，名曰结也。"《诊宗三昧》说："指下迟缓中频见歇止而少顷复来。"这就是我要介绍的第二十六个脉象——结脉。

二、脉象机理分析

结脉的形成，是阴寒过盛遏制心阳或心阳虚弱寒自内生，从而使气机受阻所致。阴主静、阳主动，阴血的运行是在心阳的推动下完成的。当虚实寒邪遏制心阳时，若营气未损，并奋力与寒邪抗争，即会出现脉来浮而有力的结脉；若心阳不振，气虚内损，营气随之亦弱，无力与寒邪抗争，则会出现脉来沉而无力的结脉。

三、结脉常见病证

1.寒痰阻肺

肺证脉结，寒痰凝滞；肺气受阻，喘嗽悲鸣。

寒痰阻肺之证是风寒侵入肺腑，寒痰积结而使肺气受阻所致，其证有虚有实。虚者，常因中焦虚寒、肺肾两虚，寒饮之邪阻滞于气路，使呼纳功能障碍所致，这样就会出现结而无力的脉象。实者，是风寒实邪内侵，以致肺气失宣，寒痰凝聚滞于肺腑所成，这样多出现实而结的脉象。

2.心阳虚弱

心病脉结，其心动悸；心阳阻遏，气短神疲。

心阳不足、心气虚弱，寒实之邪内侵或虚寒自内而生闭阻心脉，皆可导致结脉，临证可见心气不足引起的心悸怔忡、脉来结而无力的症状，或可出现心阳虚弱引起的气短神疲、脉结微细而无力。

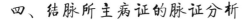

四、结脉所主病证的脉证分析

结脉为阳虚寒凝的主脉象，主要是由中焦虚寒、痰凝肺络及心阳虚弱寒邪闭阻心脉所致，临证常见肺气不足的虚实喘咳或心阳不足的心悸怔忡、胸闷气短等症。

（1）虚寒痰喘。整体脉象：脉结。分部脉象：右寸关尺部兼见沉细无力脉象。

脉解：整体脉象脉结，为寒邪阻滞之象。分部脉象右寸关尺三部沉细无力，病位在肺、脾、肾，为虚寒阳气虚弱之象。

分析判断：主脉象结脉、右寸关尺三部沉细无力，是肺、脾、肾三脏阳气虚弱以致虚寒病证的脉象。肺、脾、肾三脏与气的生成和运行密切相关，当以气机旺盛、运行畅达为顺。当脏腑虚弱时，寒热湿邪内扰，脾气不升、肺气不降、肾气不纳，则必有痰喘之症发生。临证见右关尺沉细无力而结的脉象，必有虚寒痰喘之证。由此分析判断，该脉象是脏腑虚寒的痰喘之征，证见喘咳、呼吸气短、形寒畏冷、痰白涎清、体倦乏力、面部浮肿、舌淡、苔薄白滑腻等。

（2）寒痰壅塞痰喘。整体脉象：脉结。分部脉象：右寸兼弦滑。

脉解：整体脉象脉结，为寒邪瘀阻之象。分部脉象右寸弦滑，病位在上焦胸肺部位，为寒邪凝滞之征。

分析判断：主脉象为结脉、右寸脉位兼见弦滑，是寒痰瘀阻于胸肺部位的脉象，病人必有寒痰壅肺的咳喘之症。依此分析判断，该脉象是寒痰壅塞的痰喘之征，证见喘咳、呼吸气短、痰多、喉间痰鸣，甚则喘闷急促、胸腹随喘似有悲鸣，舌淡红、苔白滑润等。

（3）胸闷，心气虚弱。整体脉象：脉结。分部脉象：左寸兼虚弱无力。

脉解：整体脉象脉结，为寒邪塞滞之象。分部脉象左寸虚弱无力，病

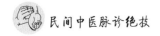

位在心，为心气不足之证候。

分析判断：主脉象为结脉，左寸虚弱无力，是心气虚弱、阴寒阻塞心阳的脉象，病人必有胸闷气短的症状。据此分析判断，该脉象是心气虚弱的胸闷之征，证候为心悸、气短、汗出、神疲、面色淡白、舌淡苔白等。

（4）胸痛，心阳不足。整体脉象：脉结。分部脉象：左寸兼微细无力。

脉解：整体脉象脉结，为寒邪阻塞之象。分部脉象左寸微细无力，病位在心胸，为心阳不足之象。

分析判断：主脉象结脉、左寸部位兼微细无力，是心阳不足、气血虚寒滞涩的脉象，病人常会有畏寒、气短、胸部疼痛的症状。依此分析判断，该脉象是心阳不足的胸痛之征，证见心悸怔忡、胸痛汗出、气短神疲、畏寒肢冷、面色苍白、舌淡苔白等。

五、小结

1. 脉象指感特征

脉来迟缓，时而一止，即而复来，且无定数。

2. 脉象机理分析

阴邪内盛，气机受阻，阳气虚衰，心阳不振。

3. 脉象主病

（1）寒痰阻肺：肺证脉结，寒痰凝滞；肺气受阻，喘嗽悲鸣。

（2）心阳虚弱：心病脉结，其心动悸；心阳阻遏，气短神疲。

4. 三部主病歌诀

结脉阴寒心肺冷，阳气虚微寒积凝。

或为阳虚心胸痛，或为痰喘肺悲鸣。

第二十七节 代脉

代，替代之意，指以某种方式或规律取代原有的方式或规律。代脉是指脉来迟缓、时而一止且止有定数，复来缓慢且无力的危证脉象，常因脏气衰微、气血运行不畅所致。

一、取脉方法和指感特征

三指在寸、关、尺三部定位，以浮、中、沉常规取脉方法寻脉，指下感觉三部同时有脉来迟缓、时而一止的现象，间歇前后的脉频相同，且脉复来缓慢、间歇时间稍长，并且间歇至数有一定的规律。如脉来五次间歇一次，而脉复来后又出现间歇时，恰好还是在脉来五次时出现；脉来七次间歇一次时，下一次脉搏到七次时又发生一次间歇。就这样循环而有规律地不断重复。张仲景曰："脉来动而中止，不能自还，因而复动者，名曰代。"这就是我要介绍的第二十七个脉象——代脉。

二、脉象机理分析

代脉是脏腑功能虚衰阴阳殆尽的反映。脏腑功能活动与气血是相互依存、相互依赖的关系。脏腑功能活动正常，气血就会充足和旺盛；气血虚少，则脏腑失其濡养，功能活动就会低下甚至消亡。当脏腑功能虚衰，无力推动气血运行，仅以微弱的脏气维持血脉有序运行时，就会出现脉来迟缓、时而一止且止有定数、复来缓慢无力的代脉。同样，当脏腑气血虚极时，也会出现代脉。

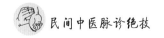

三、代脉常见病证

1. 脏气虚衰

代脉危证，脏气久衰，五气不存，脾土已亡。

脏气虚衰，是指久病、多病导致体质长期处于气血不足的虚弱状态，最终导致五脏六腑之气衰弱。当心肺之气虚衰、肝肾之气随之衰弱时，脾土衰亡，则气血生化无源，以心肺气血不足为主的危重疾病就会发生，其主脉象就是代脉，临床常见以心阳虚衰为主的胸痹、真心痛等病。

2. 气血虚极

代脉危候，气血衰败，久病形羸，命殒以待。

气为血之帅，血为气之母。久病不愈，则气阴两伤，以致脏腑气血极度衰弱，临床常见心悸失眠、少气神疲、自汗或盗汗、羸瘦、眩晕、面色淡白或萎黄等，若逢沉细、虚弱之脉可谓虚证常脉，若逢结代之脉则应视为危候。

四、代脉所主病证的脉证分析

代脉为气血为患、脏气衰竭的主脉象，主要反映的是心阳虚衰、气血运行障碍的危重病证，临床常见心阳不足的心悸气短、胸闷疼痛剧烈等症状。

（1）胸痹，心阳虚衰。整体脉象：代脉。分部脉象：左寸兼细微而无力。

脉解：整体脉象代脉，为心气虚衰之象。分部脉象左寸细微无力，说明病位在心，为心阳虚弱之征。

分析判断：主脉象代脉、左寸部位兼细微无力，是心阳痹阻、气机虚衰的脉象，病人必见胸闷疼痛的症状。该脉象是心阳不足的胸痹之征，此证常伴有心悸气短、喘息不得卧、疼痛剧烈、汗出肢冷、面色苍白、唇甲

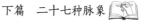

青紫等症。

（2）心痛，心气不足。整体脉象：代脉。分部脉象：两寸兼细弱无力。

脉解：整体脉象代脉，为心气虚衰之象。分部脉象两寸细弱无力，说明病位在心肺，为气血俱虚之征。

分析判断：主脉象为心气虚衰的代脉，两寸部位兼细弱无力，是心肺气机不足的脉象，必见胸闷气短、时有疼痛的症状。该脉象是心气不足的心痛之征，证见心悸怔忡、心胸时有疼痛、胸闷气短、神疲无力、自汗、畏寒肢冷、面色苍白、舌体淡白、苔薄白等。

（3）心痹，阳气虚衰。整体脉象：代或结脉。分部脉象：左寸兼沉微。

脉解：整体脉象代或结，为阳气虚衰之象。分部脉象左寸沉微，是心阳衰弱之征。

分析判断：主脉象代或结、左寸部位兼见沉微，是心阳虚衰的危候脉象，临证可见有胸痛、畏寒、冷汗出等症状。该脉象是阳气虚衰的心痹之征，证见胸闷气短甚则胸痛彻背、心悸汗出、畏寒肢冷、腰酸乏力、面色苍白、唇淡白或紫暗等。

（4）真心痛，心阳虚衰。整体脉象代脉。分部脉象：两寸关尺兼细微。

脉解：整体脉象代脉，为心阳不足之象。分部脉象两寸关尺脉象细微，为心阳虚衰之象。

分析判断：主脉象为代脉、两寸关尺部位兼细微，是心阳虚衰、脏气欲绝的脉象，病人必有心痛汗出的症状。该脉象是心阳虚衰的真心痛之征，证见心痛剧烈并长时间不解，伴有汗出、肢冷、面白、唇紫、手足冷而青紫等。

上述以代脉为主脉象的胸痹及心痛之病证，皆与心气虚弱、心阳虚衰有关。真心痛与胸痹的病因基本相同，皆是由心阳痹阻证持续发展而来，为胸痹危重症的不同表现。西医的缺血性心脏病、心绞痛及心肌梗死等病，可参考此脉象进行辨证治疗。

另外，前人有腹痛泄泻、吐泻中宫病及女子怀胎三月而见代脉者的论述，这些皆属于脏腑阳气不足或脏气虚衰的范畴。

五、小结

1. 脉象指感特征

迟缓一止，且有定数，脉止间长，复来无力。

2. 脉象机理分析

脏气虚衰，无力运血，虚阳护营，缓歇一止。

3. 脉象主病

（1）脏气虚衰：代脉危证，脏气久衰，五气不存，脾土已亡。

（2）气血虚极：代脉危候，气血衰败，久病形羸，命殉以待。

4. 三部主病歌诀

代脉危候脏气衰，心肺气血塞难来。

或为吐泻中宫病，或为妊娠三月胎。

附 脉象特征、主证与西医病症脉象参考

附表 1 二十七种脉象特征、主证

脉象	特征	主证
浮脉	轻取即得，重按稍减而不空	外感表证，虚阳外浮
沉脉	重取可得，近于筋骨	阳气受遏，虚实里证
迟脉	脉来迟缓	迟出少阴，虚实寒证
数脉	脉搏频数	阳盛阴亏，虚实热证
滑脉	脉搏往来流利	痰食湿证，孕妇脉证
涩脉	脉来艰涩、滞行	精亏血少，血行障碍
虚脉	浮大虚软，空虚不实	气血虚亏，虚劳诸证
实脉	轻、中、重取皆有力	寒热偏盛，脏腑实证
长脉	脉体长度超出正常脉位	气血充盈，实邪亢盛
短脉	脉体短于正常脉位	脏气不足，正气虚弱
洪脉	脉来如洪，波大而悠长	阴虚阳乘，虚火妄行

脉象	特征	主证
细脉	脉体细小	阳气不足，阴血虚少
弦脉	脉动如弓张似弦，张弛有力	寒热实证，气滞血瘀
紧脉	如指触紧绳，紧挺有力	表里实寒，寒瘀内阻
缓脉	往来不数不迟而缓	阳气虚弱，湿邪聚积
革脉	弦急，按之中空，边硬，如按鼓皮	虚寒诸证，精血亏虚
牢脉	似沉、似伏，实大弦长，重取牢实有力	寒实内盛，气血凝聚
濡脉	濡弱细软	精亏血少，淫邪湿证
弱脉	脉体状细、软而无力	脏腑虚弱，气血不足
芤脉	浮大而软，按之中空、两边实，如捻葱	诸证失血，精津损伤
散脉	宽大而虚，至数不清，不聚、散乱	脏气虚危，气血内乱
微脉	轻细，微弱，无力	气血虚少，阳气不足
动脉	短而滑利，如豆在脉中摇动	惊恐悸动，瘀血暴痛
伏脉	浮、中取无脉，重取至筋骨感觉脉有搏动	阳衰寒凝，沉疴重病
促脉	脉来急促，状如数脉，时而中断，断而复来	热盛至极，虚实重症
结脉	迟缓时而一止，止而复来且无定数	阴寒积聚，心阳不振
代脉	迟缓时而一止，止有定数，复来缓慢而无力	脏气衰危，气血衰败

附表2　六十六种西医病症脉象参考

病症	脉象
心脏杂音	主脉沉，左寸沉涩或散脉
心脏二/三尖瓣或主动脉瓣关闭不全	主脉沉，左寸散脉
冠心病	主脉沉，左寸细弦
支气管哮喘	主脉细数弦滑，右寸濡弱
肺癌	主脉数，右寸关浮大弦滑，间期虚弱，晚期动数、右寸动滑
脂肪肝	主脉沉缓，左关弦实或滑
肝硬化	主脉沉实缓，左关弦细涩
胆囊炎	主脉数，两关濡滑
胆石症	主脉迟缓，左关滑弱
胆息肉	主脉缓，左关濡滑
胆囊切除术后	主脉缓，两关虚弱
肝腹水	主脉沉缓，左关两尺细弦滑
肝脾大	主脉缓，两关沉弦
肝癌	主脉数，两关弦滑，左关有力，间期弦细，晚期沉弦滑
脾切除术后	主脉虚弱，右关濡滑
胰腺癌	主脉数，左关尺弦滑，右关尺洪滑
胃下垂	主脉虚弱，右关沉细
胃溃疡	主脉数，右关沉细弦滑
胃出血	主脉数，右关沉细滑，扤重症
萎缩性胃炎	主脉数，左关沉弦，右关沉细弦
胃癌	主脉数，左关弦，右关弦滑，间期虚弱，晚期弦滑细数

续表

病症	脉象
克罗恩病	主脉数，右关尺弦濡滑
结肠息肉	主脉数，右关尺细滑
直肠息肉	主脉数，右关尺濡滑
结直肠癌	主脉数，右关尺弦滑
双侧肾结石	主脉沉弦，两尺细濡滑
右侧肾结石	主脉沉弦，右尺细濡滑
左侧肾结石	主脉沉弦，左尺细濡滑
单侧或双侧肾结石发作腰痛时	主脉沉弦，两尺沉细弦滑
右肾囊肿	主脉沉弦，右尺沉细弦
左肾囊肿	主脉沉弦，左尺沉细弦
右肾切除术后	主脉虚弱，右尺沉细微
左肾切除术后	主脉虚弱，左尺沉细微
子宫肌瘤	主脉虚缓，右关濡弱，两尺濡微
子宫切除术后	主脉虚弱，两关沉细，两尺濡细
子宫癌	主脉数，左关沉弦，右关濡弱，两尺细弦滑
左侧卵巢囊肿	主脉数，左关细弦，右关濡弱，左尺濡细微滑
右侧卵巢囊肿	主脉数，左关细弦，右关濡弱，右尺濡细微滑
左侧卵巢切除术后	主脉数，左关细弦，右关濡弱，左尺沉濡细微
右侧卵巢切除术后	主脉数，左关细弦，右关濡弱，右尺沉濡细微
两侧卵巢切除术后	主脉数，左关细弦，右关濡弱，两尺沉濡细微
乳腺增生	主脉数，两关沉弦
乳腺癌	主脉数，两关沉弦滑
睾丸隐痛	主脉缓，两关沉细弦

续表

病症	脉象
前列腺炎	主脉数，两尺细濡滑
前列腺增生	主脉数，两尺细弦滑
前列腺癌	主脉滑数，两尺弦滑，间期虚濡，晚期两关尺弦滑
膀胱癌	主脉数，两尺沉弦滑，间期细弱，晚期两尺弦滑
盆腔炎	主脉数，两尺沉濡滑
尿道炎	主脉数，两尺沉细滑
血尿	主脉沉数，两尺沉细涩
尿毒症	主脉沉，两寸细弦，两尺沉细濡
腰痛	主脉沉，右尺沉细微
腰酸	主脉沉，左尺沉细微
腰椎间盘突出症	主脉沉，两尺细弦
颈椎增生	主脉沉，两尺细微
脑出血	主脉数，左寸关尺弦滑
带状疱疹	主脉细数，两寸弦滑
痛风	主脉数，两关尺弦滑
败血症	主脉细数，左寸关弦滑，两尺沉弦滑
白细胞减少症	主脉虚，两关细弱
血小板减少症	主脉虚，右关细弱
高血压	主脉缓或数，左寸关沉弦或弦滑
低血压	主脉缓或弱，左寸关沉细或细微
收缩压低	主脉弱或微，两寸细弱
舒张压高	主脉弦或实，两尺细弦

上述脉象对西医病症的临床诊断确有参考意义，但相同病症出现微有不同的脉象反应时，应该考虑病人的体质、性别、年龄以及患病的时间长短等因素。本书提出六十六种西医病症脉象，是为了与中医医师、民间中医更好地交流探讨，传承和弘扬中医这一古老的医学文化，使中医脉诊逐步迈向其他医学领域，发挥其诊断作用，为人类的健康事业做出更大的贡献。